Polymyalgia erfolgreich behandeln-

Der erste laienverständliche Ratgeber für Betroffene

Sigrid Nesterenko
4. aktualisierte Auflage 2024
ersa Verlag
ISBN 978-3-944523-02-6
© Copyright 2024 ersa Verlag
Umschlaggestaltung: ersa Verlag
Umschlagfoto:© Getty Images
Herstellung: SOL Service GmbH Schrobenhausen,
Printed in Germany

Die hier dargestellten Inhalte dienen ausschließlich der neutralen Information und allgemeinen Weiterbildung. Sie stellen keine Empfehlung oder Bewerbung der beschriebenen oder erwähnten diagnostischen Methoden, Behandlungen oder Arzneimittel dar. Die Angaben und Empfehlungen erfolgen ohne Verpflichtung oder Garantie der Autorin. Sie und der Verlag übernehmen keine Verantwortung und Haftung für Personen-, Sach- und Vermögensschäden aus der Anwendung der hier erteilten Ratschläge. Dieses Buch hat nicht die Absicht und erweckt nicht den Anspruch, eine ärztliche Behandlung zu ersetzen. Ausdrücklich wird empfohlen, eine medizinische Diagnose vom Therapeuten einzuholen und eine entsprechende Therapiebegleitung durchzuführen. Einige der vorgestellten Maßnahmen weichen von der gängigen medizinischen Lehrmeinung ab, und resultieren aus der Erfahrungsheilkunde. Es wird ausdrücklich darauf hingewiesen, dass mit diesem Buch keine erfüllbaren Hoffnungen erweckt werden, die eventuelle Heilerfolge erwarten lassen können. Die Verwertung der Texte und Bilder, auch auszugsweise, ist nur mit Zustimmung des Verlags und der Autorin erlaubt. Dies gilt auch für Vervielfältigungen, Übersetzungen, Mikroverfilmungen und für die Verarbeitung mit elektronischen Systemen. Die in diesem Buch zusammengestellten Adressen erheben keinen Anspruch auf Vollständigkeit. Sie wurden nach bestem Wissen und Gewissen erstellt. Die Angaben gelten vorbehaltlich jeglicher Änderungen. Lassen Sie sich vom Arzt oder Apotheker beraten, bevor Sie zu Vitaminpräparaten greifen. Nicht immer ist eine Nahrungsergänzung sinnvoll.

ersa Verlag UG (haftungsbeschränkt)
Gagzow, Dorfstr.15,
23974 Krusenhagen/Germany

Inhaltsverzeichnis

Vorwort........S.7
Was ist Polymyalgia rheumatica (PMR)? S.12
Rheumatische Erkrankungen.....S.14
Was ist eine Autoimmunerkrankung?....S.17
Ursache - Was löst die Polymyalgia aus?.......S.20
- Genetische Ursachen.....S.20
- Virusinfektion...S.21
- Fehlerhaftes Immunsystem........S.22
- Nahrungsmittelintoleranzen....S.23
- Cortisolmangel.......S.23
- Stress......S.24
- Hüftoperation als Ursache?.....S.24

Symptome der Polymyalgia.......S.25
Diagnose....S.29
- Anamnese..........S.30
- Körperliche Untersuchung....S.32
- Cortison........S.33
- Laboruntersuchungen......S.33
- Gewebeprobe....S.35

Differentialdiagnose.......S.35
- Fibromyalgie..............S.36
- Rheumatoide Arthritis.............S.38
- Polymyositis...............S.39
- Infektionserkrankungen.............S.39
- Riesenzellarteriitis und Arteriitis temporalis.......S.41

Warum dauert die richtige Diagnose oft so lange?.......S.45
Medikamentöse Behandlungsmöglichkeiten......S.49
- Nichtsteroidale Antirheumatika.......S.49
- Cortison.....S.50
- Immunsuppressiva.....S.55
- Methotrexat......S.56

Cortison kritisch betrachtet.....S.57
Besser leben mit Cortison.....S.60
- Gewichtsmanagement.....S.62

Physiotherapie.....S.66

Möglichkeiten der Naturheilkunde......*S.69*
- Arnika......*S.73*
- Biofeedback......*S.75*
- Hyperthermie......*S.79*
- Hypnose......*S.80*
- Magnetfeldtherapie......*S.81*
- Radontherapie......*S.84*
- Schüssler Salze......*S.87*
- Transkutane Elektrische Nervenstimulation (TENS)......*S.88*
- Orthomolekulare Therapiemöglichkeiten......*S.91*
- Astaxanthin......*S.94*
- Boswellia (Weihrauch)......*S.96*
- Calcium......*S.99*
- Cannabidiol......*S.100*
- Curcuma......*S.109*
- Enzymtherapie......*S.112*
- Fettsäuren, ungesättigte (Omega 3 und Omega 6)......*S.116*
- Katzenkralle......*S.125*
- Lebertran......*S.128*
- Magnesium......*S.129*
- Moringa......*S.130*
- MSM......*S.133*
- Rosmarin......*S.133*
- Schwarzkümmelöl......*S.133*
- Teufelskralle......*S.135*
- Vitamin A......*S.136*
- Vitamin D......*S.137*
- Vitamin E......*S.141*
- Zyflamend......*S.143*

Ernährung bei Polymygia......*S.144*
  - Nahrungsmittelintoleranzen und Polymyalgia... *S.148*
  - Nahrungsmittelintoleranzen und Entzündungen......*S.155*
  - Candida – ein häufig unterschätzter Begleiter...... *S.158*
  - Der Säure-Basenhaushalt......... *S.162*
  - Das entzündungshemmende Therapiekonzept...... *S.168*
  - Arachidon- und linolsäurearme Ernährung......*S.168*
  - Vermeidung entzündungsfördernder Nahrungsmittel......*S.169*
  - Entzündungshemmende Nahrungsmittel......*S.170*

Nahrungsmittelintoleranzen..........*S.170*
Entzündungshemmende Nahrungsergänzungsmittel.....*S.171*
Beseitigung der freien Radikale........*S.172*
Bewegung und Sport – geht das?..........*S.173*
- Walking und Spazierengehen....*S.177*
- Bewegungstraining Zuhause.......*S.179*
- Einfache Übungen für die allgemeine Beweglichkeit.....*S.180*
- Tür-oder Wandübung...*S.182*
- Zilgrei-Übungen.....*S.182*
- Schulterübungen......*S.183*
- Pilates.....*S.183*
- Qi Gong......*S.188*

Sturzgefahr.....*S.190*
Müdigkeit und Erschöfung........*S.194*
- Weitere Maßnahmen zu Bekämpfung der Müdigkeit.....*S.200*

Schlafstörungen........*S.201*
Das Leben mit der Polymyalgia......*S.207*
Komplikationen..........*S.210*
Prognose......*S.211*
Tipps für schnellere Heilung.........*S.213*
Hilfsmittel für den Alltag..........*S.218*
Stationäre Rehabilitation.....*S.222*
Häufige Fragen.....................*S.225*
Der Arztbesuch – gute Vorbereitung ist fast alles......*S.230*
Ihr Arzt – nicht nur wichtig für die Diagnose.......*S.234*
Hinweise für die Leser......*S.237*

Vorwort

Kennen Sie das?...

...nach einer schmerzgeplagten Nacht erwachen Sie am Morgen mit heftigen Schmerzen und einer Gelenksteifigkeit, die Ihnen den ganzen Tag verdirbt? Die Stunden, die Sie nachts schlafen, können Sie inzwischen an einer Hand abzählen und eine lähmende Müdigkeit und ein nicht endendes Krankheitsgefühl begleiten Sie schon seit vielen Wochen, Monaten oder sogar noch länger? Und als wäre dies noch nicht genug, gesellen sich möglicherweise noch Schweißausbrüche, eine unerklärliche Gewichtsreduktion und/oder depressive Verstimmungen hinzu, die auch Ihren Angehörigen nicht verborgen bleiben und ihnen Sorgenfalten auf die Stirn treiben?

Eine lange Zeit der Ungewissheit liegt hinter Ihnen, Sie sind zuvor von einem Arzt zum nächsten gefahren, aber keiner hatte je eine Erklärung für Ihre Beschwerden? Trotz der höllischen Schmerzen war so mancher der Meinung, es sei alles nur Einbildung, oder Sie hätten Angst vorm Laufen und sonstigen Bewegungen?

Auch so manche Fehldiagnose hat Ihren Weg gekreuzt und Sie völlig durcheinandergebracht? Sie fühlten sich zeitweilen wie ein Versuchskaninchen, weil immer wieder andere Medikamente in den blauen Dunst hinein ausprobiert wurden, aber Ihre Lage eher verschlimmerten als Ihnen eine Verbesserung Ihres desolaten Gesundheitszustandes zu bringen? Kürzlich hat Ihnen endlich ein Arzt verraten, was es mit den ‚geheimnisvollen Symptomen' auf sich hat und Sie haben die Praxis mit der Ihnen zunächst nichtssagenden Diagnose „Polymyalgia Rheumatica" verlassen?

Im ersten Moment haben Sie diese Diagnose womöglich wie eine Art Erlösung aufgenommen, denn endlich „hat das Kind einen Namen" bekommen, es wird nicht mehr alles einfach auf Ihre Einbildung, Labilität, Stress, Ängstlichkeit oder auf das Wetter geschoben. Endlich können Sie auch die Selbstzweifel beenden, denn zwischendurch kamen diese immer wieder auf, weil niemand diese vielen merkwürdigen Symptome erklären konnte.

Ja, Sie waren zwischendurch sogar geneigt, die Verdachtsdiagnose- *alles sei nur psychosomatisch bedingt*- zu glauben. Aus lauter Verzweiflung, aber nicht, weil Sie davon überzeugt gewesen wären, stimmt`s?
„*Da ist nichts.*", hatte ein Arzt nach dem anderen gesagt, und mit jedem weiteren „*Da ist nichts*" sahen Sie sich noch ein Stück näher in die Psychoecke gedrängt. Eine einfache Grippe, so schien es zunächst, mehr nicht. Aber nach dieser vermeintlichen Grippe gab es kein Leben mehr wie es vorher war.

Von nun an waren da diese stetigen Schmerzen. Sie wollten nicht mehr weichen, egal was Sie auch dagegen unternahmen. Alles schien ohne Wirkung zu bleiben. Genauso war es mit der Beweglichkeit, die besonders in den Morgenstunden eine zunehmende Qual war. In den ersten ein, zwei Stunden nach dem Aufstehen war die Morgensteifigkeit besonders präsent. Mit der Zeit wurde das Ankleiden immer mühsamer und ohne Hilfe des Partners kaum noch möglich. Kein Wunder also, dass sich zunehmend Panik breit machte, bei Ihnen selbst, aber auch bei Ihren Angehörigen? Die Angst um die eigene Zukunft nimmt bedrohliche Ausmaße an. Soll dieser Zustand nun bis ans Lebensende so andauern? Was ist das für eine Perspektive, immer mehr auf fremde Hilfe angewiesen zu sein? Droht die Situation zu eskalieren, wird man womöglich bald ein Pflegefall? Was geschieht hier eigentlich mit dem eigenen Körper?

In so einer verzweifelten Situation die Diagnose *Polymyalgia* zu erhalten, fühlt sich verständlicherweise zunächst wie eine explosionsartige Erlösung an, es ist ein Befreiungsschlag, auf den man all die Monate und Jahre längst gewartet hat. Endlich weiß man, was los ist. Ja, da ist wirklich was, und eben nicht etwas, das in die Psychoschublade gehört. Plötzlich macht alles Sinn, ergibt ein ganzes Bild. Ja, da schwingt sogar ein bisschen Freude mit, erlöst zu sein von dieser unzumutbaren psychosomatischen Verdachtsdiagnose. Diese aushalten zu müssen, ist oft eine noch schlimmere Belastung als die höllischen Schmerzen. Denn man selbst ist mit sich im Reinen, da ist nichts, was eine psychosomatische Erkrankung hätte erklären können.

Doch nach der kurzen Freude folgt dann doch die Ernüchterung. Denn spätestens dann, wenn man sich eingehender mit diesem Krankheitsbild auseinandersetzt, begreift man, dass man dieses Schreckgespenst nicht so schnell wieder loswerden kann. Auch wenn hier und da mitunter Behandlungszeiten von nur einem Jahr diskutiert werden und einige Therapeuten sogar meinen, es handele sich hier um eine *sich selbst limitierende Erkrankung*, so zeigt anscheinend die Praxis, dass doch bei den meisten Patienten eine mehrjährige Therapiedauer zu erwarten ist.

Schließlich sind da auch die nicht zu unterschätzenden Gefahren und Risiken, die diese Krankheit bereithält. Allein schon die Vorstellung, eine sehr lange Zeit Cortison einnehmen zu müssen, verursacht Unbehagen. Wie soll das gehen, wenn man ungewollt 15, 20 Kilo oder noch mehr zunimmt, die Knochen mürbe werden, das Mondgesicht wächst und zu allem Unglück auch noch Diabetes droht? Ja, an Cortison scheint auf den ersten Blick wohl nichts vorbeizugehen, so sieht es jedenfalls in der Schulmedizin aus. Nach wie vor ist hier Cortison das Mittel der Wahl. Doch ist das wirklich alles, was man der Polymyalgia entgegensetzen kann?

Mitnichten, muss man sagen, zumindest dann, wenn man sich mit den Möglichkeiten der Naturheilkunde näher beschäftigt und auch die ernährungsspezifischen Aspekte miteinbezieht, scheinen sich doch noch ganz andere Möglichkeiten zu eröffnen, mit denen sich oftmals die Cortison-Dosierung reduzieren lässt und man außerdem auch selbst den Gesundungsprozess aktiv vorantreiben kann.

Es ist Fakt, dass heutzutage ein informierter und aufgeklärter Patient die besseren Karten hat. Doch dies zu erreichen bedarf einer gehörigen Portion Eigeninitiative und wird nicht dadurch möglich, einfach die Versichertenkarte bei der Arzthelferin abzugeben in dem Glauben, jetzt würde alles von ganz allein wieder gut. Werden Sie also aktiv. Informieren Sie sich in diesem Buch, welche Methoden es zur allumfassenden Behandlung der Polymyalgia gibt. Setzen Sie sich selbst aktiv mit Ihrer Erkrankung auseinander. Geben Sie sich nicht damit zufrieden, dass Polymyalgia nur mit Cortison in den Griff zu bekommen sein soll.

Die Medizin entwickelt sich stetig weiter. Möglichkeiten, die wir heute haben, waren vor wenigen Jahren noch undenkbar. Und viele Ärzte, die sich bis vor kurzem den ganzheitlichen Therapien verschlossen haben, erkennen immer mehr, dass diese ihre Daseinsberechtigung in der Medizinlandschaft verdient haben. Insbesondere dann, wenn es um chronische

Erkrankungen geht, bieten sie oftmals erstaunliche Möglichkeiten. Aus eigener Erfahrung weiß ich, dass man auch in alternativlos erscheinenden Situationen mit eher niederschmetternden Perspektiven nach Möglichkeiten suchen sollte, auch wenn gemäß der Schulmedizin keine bestehen sollen. Es gibt fast immer mehrere Wege, die nach Rom führen, nicht viel anders ist dies auch bei der Polymyalgia zu sehen, zumindest wenn man diese Erkrankung aus dem Blickwinkel der Komplementärmedizin betrachtet.

Doch um diese Wege beschreiten zu können, ist es Voraussetzung, diese überhaupt zu kennen. Das Angebot der naturheilkundlichen Methoden ist heutzutage so breit gefächert, dass man allzu schnell die Orientierung verliert. Was ist nützlich? Was hilft besonders gut, was bringt wenig oder schadet sogar? Damit Sie sich einen seriösen Überblick über die vielen Therapiemöglichkeiten bei der Polymyalgia verschaffen können, habe ich zusammen mit zahlreichen Experten einen umfangreichen und wertvollen Ratgeber geschaffen, der nur ein Ziel hat: Ihnen endlich wieder spürbar mehr Lebensqualität zurückzugeben.

Viele aus der Naturheilkunde bekannte hilfreiche Methoden werden in diesem Buch vorgestellt. Besonderes Augenmerk sollten Sie auf das Kapitel „Das entzündungshemmende Therapiekonzept" legen. Dieses beinhaltet die wichtigsten Komponenten, die die Komplementärmedizin für die Polymyalgia zur Verfügung hat. Auch die „16 Tipps, mit denen Sie Ihren Krankheitsverlauf selbst positiv beeinflussen können", sollten Sie genau studieren.
Ich wünsche Ihnen von Herzen alles Gute und viel Gesundheit!

Was ist Polymyalgia rheumatica (PMR)?

Polymyalgia rheumatica, auch „PMR" genannt, ist eine noch weitgehend unerforschte Erkrankung, die sehr schmerzhaft ist und zu den entzündlich-rheumatischen Krankheitsbildern gehört. Sie ist die am häufigsten auftretende Form des Weichteilrheumatismus im fortgeschrittenen Alter und betrifft fast ausschließlich Personen, die mindestens 50 Jahre, überwiegend jedoch über 70 Jahre alt sind. Krankheitsfälle von Personen unter 50 Jahren sind bislang unbekannt. Demnach wird sie auch als eine *Erkrankung älterer Menschen* bezeichnet.

Erhebungen gehen davon aus, dass in Deutschland bis zu 40.000 Personen neu an Polymyalgia erkranken, wobei eine hohe Dunkelziffer vermutet wird. Betroffen sind zwei bis dreimal so viele Frauen als Männer. Einige Wissenschaftler gehen davon aus, dass Nordeuropäer und Skandinavier ein deutlich größeres Risiko tragen, an Polymyalgia zu erkranken als andere Bevölkerungsgruppen. Wenn man vom Ursprung des Namens „Polymyalgia" ausgeht, ist bereits zu erkennen, dass es sich bei diesem Krankheitsbild um einen sogenannten *Vielmuskelschmerz* und eine muskuläre Schwäche handelt, als Folge von chronisch entzündlichen Prozessen. Denn *„poly"* bedeutet „viel" und *„myalgia"* bedeutet „Muskelschmerz".

Das besondere Kennzeichen dieser Erkrankung sind die reißenden Muskelschmerzen und Steifigkeit. Diese Beschwerden treten vorwiegend im Nacken, Schultergürtel, Beckenbereich, sowie den Oberarmen und Oberschenkeln auf und führen zu einer stark eingeschränkten Bewegungsmöglichkeit der Arme und Beine, sodass massive Beeinträchtigungen im Alltag zu erwarten sind.

Typisch sind symmetrisch und in der körpernahen Muskulatur auftretende Schmerzen, die sich nachts verstärken und zu einer schlechten Schlafqualität und häufigem Aufwachen führen. Charakteristisch ist außerdem eine stark ausgeprägte Morgensteifigkeit, die sich in der Regel frühestens nach einer halben Stunde verbessert. Oft dauert dieser Prozess sogar mehrere Stunden lang an. Die Schmerzen und Steifigkeit nehmen auch tagsüber wieder zu, sobald es zu längeren Ruhephasen wie Sitzen oder Liegen kommt.

Die Symptome beginnen bei den meisten Patienten sehr plötzlich und zwar innerhalb von 2 Wochen. Es gibt aber auch schleichende Krankheitsprozesse, bei denen sich das Krankheitsbild erst im Laufe der Zeit in seinem ganzen Umfang zeigt. Polymyalgia wird den Autoimmunerkrankungen zugeordnet, was bedeutet, dass das Immunsystem am Krankheitsgeschehen beteiligt ist. Bei autoimmunbedingten Erkrankungen ist das Immunsystem der Patienten fehlgesteuert, sodass sich die Abwehrkräfte des Organismus- die eigentlich nur Fremdsubstanzen angreifen sollen- auch gegen Bestandteile des eigenen Körpers richten. Warum dies geschieht und welche Ursache die Polymyalgia überhaupt auslöst, ist bislang ein Buch mit 7 Siegeln.

Wenn eine Krankheitsursache nicht bekannt ist, bringt dies zwangsläufig mit sich, dass eine Behandlung nicht ursächlich ansetzen kann, sondern nur symptomatisch. So beschränkt sich die Therapie in der Schulmedizin auf die Bekämpfung der Symptome. Hierfür wird hauptsächlich Cortison verwendet, was bei den meisten Patienten zu einer schnellen Linderung der Schmerzen führt, allerdings auch ein bedenkliches Risiko von Nebenwirkungen und Langzeitfolgen birgt. Wird die Polymyalgia frühzeitig diagnostiziert und behandelt, ist die Prognose für die meisten Patienten sehr günstig, sodass sie mittelfristig wieder ein normales unbeschwertes Leben trotz der Erkrankung führen können. Dies gilt jedoch nicht bei einem schwerwiegend verlaufenden Krankheitsgeschehen. Häufig wird dies seitens der Therapeuten sehr unterschätzt. Bei der Polymyalgia kommt es bei vielen Betroffenen zusätzlich zu einer Entzündung von größeren Blutgefäßen, was als *Vaskulitis* bezeichnet wird und zusätzliche Symptome mit sich bringt. Dies kann zu sehr schwerwiegenden Komplikationen führen, wenn die Vaskulitis nicht rechtzeitig erkannt und behandelt wird.

Rheumatische Erkrankungen

Die Bezeichnung „Rheuma" stammt aus dem Griechischen und geht auf das Wort „Rheo" zurück, was so viel heißt wie *ziehend, reißend, fließend*. Krankheiten des rheumatischen Formenkreises sind in der heutigen Zeit ein Massenphänomen. Man geht davon aus, dass allein in Deutschland etwa 1,5 Millionen Menschen von entzündlichen Rheumaerkrankungen betroffen sind. Werden die Personen mit nichtentzündlichen Formen hinzugezählt, ist sogar von insgesamt 9 Millionen Betroffenen auszugehen.

Rheuma steht nicht allein für ein ganz bestimmtes Krankheitsbild, sondern für eine große Anzahl unterschiedlicher Symptome, die auf Veränderungen von Gelenken, Knochen, der gesamten Muskulatur und Sehnen zurückzuführen sind. Somit ist Rheuma heutzutage eher als ein Oberbegriff zu betrachten, der kein einheitliches Krankheitsbild bezeichnet, sondern ungefähr 400 verschiedene rheumatische Krankheitsbilder umfasst. Sie alle sind sehr unterschiedlich in ihrer Symptomatik, ihrem Krankheitsverlauf und in ihrer

Behandlung. Welche Rheumaform auftritt, ist häufig stark vom Alter abhängig. Während junge Menschen hauptsächlich von entzündlichen Formen betroffen sind, erkranken die Älteren eher an verschleißbedingten Krankheitsbildern wie beispielsweise der *Arthrose*. Ausnahmen bestätigen hier die Regel, denn betrachtet man die Polymyalgia, so ist sie eine entzündlich bedingte Rheumaform, die ausschließlich bei älteren Menschen auftritt. Somit zeigt sich Rheuma in sehr unterschiedlichen Facetten, was sehr oft die Diagnostik so schwierig macht, und wie einst auch schon Wilhelm Busch in seinem bekannten Zitat beschrieb:

„*Was man sich nicht erklären kann, sieht man gern als Rheumatismus an.*"

Wer sich noch nicht näher mit Rheuma beschäftigt hat, verbindet diese Erkrankung in der Regel mit Schmerzen, Bewegungseinschränkungen, sowie geschwollenen und entzündeten Gelenken, die im Laufe der Zeit deformieren und versteifen. Doch dies ist nur ein sehr kleiner Ausschnitt der vielen rheumatischen Erscheinungsbilder, denn die Symptome betreffen nicht nur die Gelenke und den Bewegungsapparat, sondern auch Bänder, Sehnen, Muskeln und sogar fast alle Bereiche und Organe des Körpers können beteiligt sein. Abhängig davon, welche Körperbereiche betroffen sind und welche Ursache zugrundeliegt, sofern diese identifiziert werden kann, unterscheidet man drei große Formenkreise des Rheumas:

1. chronisch entzündliche Selbstzerstörungsprozesse, die in Verbindung mit einer Autoimmunerkrankung und somit einem gestörten Immunsystem stehen wie z. B. Arthritis und Polymyalgia.

2. verschleißbedingte Prozesse wie z. B. Arthrose

3. Wenn die Bereiche um die Gelenke betroffen und Muskeln, Bindegewebe, Bänder und Sehnen beeinträchtigt sind, wird dies als *Weichteilrheuma* bezeichnet. Hierzu gehört unter anderem die *Fibromyalgie*.

Aus bislang noch nicht vollends erforschten Gründen, beginnt das Immunsystem bei rheumatischen Erkrankungen plötzlich, Antikörper gegen körpereigenes Gewebe zu entwickeln. Zunächst ist der Krankheitsverlauf langsam und zögerlich. Nachdem jedoch die so genannten *Autoantikörper* die körperlichen Regionen attackiert haben, entzünden sich diese, verändern ihre Struktur und fallen teilweise in sich zusammen. Das Prekäre an diesem Zerstörungsprozess sind nicht allein die damit einhergehenden Schmerzen, sondern vor allem auch die Tatsache, dass das Immunsystem überdies damit beginnt, zusätzliche Antikörper zu produzieren.

Die hierbei produzierten Botenstoffe, die so genannten *Zytokine*, tragen obendrein dazu bei, den Entzündungsprozess zu beschleunigen. Infolgedessen schreitet die Beeinträchtigung der körperlichen Funktionen sowie der strukturellen Beschaffenheit von Knorpeln, Gelenken und so weiter nachhaltig immer weiter voran.

Dieses kann sich in Form von Schwellungen, starken Schmerzen, Fehlstellungen, Verkrümmungen und/oder auch in einem vollständigen Funktionsverlust auswirken. Wird die Erkrankung nicht, beziehungsweise nicht frühzeitig, behandelt, so nehmen betroffene Patienten das Risiko in Kauf, dass nach und nach zum Beispiel die Gelenke angegriffen und somit langfristig zerstört werden.

Was ist eine Autoimmunerkrankung?

Schulmedizinisch betrachtet, zählen Erkrankungen des rheumatischen Formenkreises zu den *Autoimmunkrankheiten*. Der Oberbegriff „Autoimmunerkrankungen" umfasst eine große Anzahl verschiedener autoimmunbedingter Krankheitsbilder, die nach einem ähnlichen Muster entstehen. Insgesamt gibt es ungefähr 60 unterschiedliche Autoimmunerkrankungen, zu denen neben den rheumatischen Krankheitsbildern unter anderem auch *Multiple Sklerose, Colitis ulcerosa, Morbus Crohn, Schuppenflechte* und *Lupus* gehören. All diese Erkrankungen unterscheiden sich auf den ersten Blick sehr deutlich, dennoch haben sie auch elementare Gemeinsamkeiten, sodass Forschungen für die eine Krankheit auch wichtig für die anderen sind und wichtige Erkenntnisse hervorbringen.

An der Entstehung von Autoimmunerkrankungen ist das Immunsystem maßgeblich beteiligt. Ein intaktes Immunsystem ist für den menschlichen Organismus überlebensnotwendig, indem es dafür zuständig ist, vor äußeren Einflüssen wie insbesondere Bakterien und Viren zu schützen. Bei einer Autoimmunerkrankung bekämpft das Immunsystem jedoch nicht nur diese unerwünschten Eindringlinge, sondern es richtet sich fatalerweise auch gegen die körpereigenen Organe und Zellen.

Durch diese falsche „Programmierung" kommt es dazu, dass das Immunsystem bestimmte Bereiche des Körpers als Fremdkörper empfindet und sich gegen diese richtet. Diesen Vorgang, bei dem Antikörper gegen das körpereigene Gewebe produziert werden, bezeichnet man auch als eine *überschießende Reaktion des Immunsystems*. Anfangs läuft dieser Prozess noch etwas langsam und zögerlich ab, doch sobald die

Antikörper die jeweiligen körperlichen Regionen attackieren, entwickeln sich Entzündungen. Infolgedessen kommt es zu Strukturveränderungen und Zerstörungsprozessen, die mit starken Schmerzen einhergehen. Außerdem beginnt das Immunsystem damit, nun weitere Antikörper zu produzieren, was zu einer zusätzlichen Anheizung des Zerstörungsprozesses führt.

Als wäre all das noch nicht genug, kommt es hierbei zu einer erhöhten Produktion der bereits erwähnten Zytokine, jenen Botenstoffen, die dazu beitragen, Entzündungsprozesse zu beschleunigen. Als Folge schreitet die Beeinträchtigung der körperlichen Funktionen unweigerlich voran, erkennbar an den stetig zunehmenden Beschwerden, Schmerzen und Funktionsverlusten, die grundsätzlich alle Organe und Körperbereiche betreffen können, was das Auftreten von so vielen unterschiedlichen Erscheinungsformen der Autoimmunerkrankungen erklärt.

Warum es zu einem derart fehlgesteuerten Immunsystem kommt, ist bis heute nicht hinreichend erforscht, Vermutungen gehen bislang davon aus, dass insbesondere Virusinfektionen und Umweltschadstoffe, aber auch Medikamente, krankheitsauslösend sind. Bei infektionell bedingten Auslösern geht man davon aus, dass dies insbesondere solche Erreger betrifft, die in ihren Bestandteilen eine große Ähnlichkeit mit dem körpereigenen Gewebe aufweisen und die hierdurch ausgelösten Antikörper demzufolge auch das körpereigene Gewebe bekämpfen. Aus schulmedizinischer Sicht existieren keine ursächlich wirkenden Therapiemöglichkeiten bei Autoimmunerkrankungen. Und so wie die Polymyalgia, so werden auch die anderen autoimmun bedingten Erkrankungen mit entzündungshemmenden und immununterdrückenden Medikamenten wie Cortisonpräparaten und Immunsuppressiva behandelt. Durch die Unterdrückung des Immunsystems soll eine weitere Zerstörung des körpereigenen Gewebes gebremst werden. Eine derartige Unterdrückung führt allerdings auch zu einer radikalen Herabsetzung der Körperabwehr, sodass der Organismus schutzloser wird, wenn Eindringlinge wie Viren und Bakterien im Anmarsch sind.

Mehr Ansatzmöglichkeiten für eine ursächlich wirkende Therapie bietet hier die Naturheilkunde. Geht es nach ihr, so kommt es bei Autoimmunerkrankungen fast immer zu den gleichen Grundstörungen des Organismus. Demnach liegt ein stark geschwächtes Immunsystem vor, welches mit Allergien, einer Darmflorastörung, Verdauungsschwäche, Schadstoffbelastung und Übersäuerung des Körpers einhergeht.

Interessanterweise kommt es bei vielen Patienten tatsächlich zu einer deutlichen Symptomverbesserung, sobald der Körper entsprechend mit Entgiftungsmaßnahmen, Darmsanierung und Anregung der Verdauung unterstützt wird.

Wie es zu chronischen Vergiftungen des Organismus kommt und wie diese unter ganzheitlichen Aspekten erfolgreich behandelt werden können, lesen Sie in meinem Buch *„Entgiften von A – Z"*. Auch sehr empfehlenswert ist das Buch *„Lass Dich nicht vergiften"* von Dr. med. Joachim Mutter.

Ursache - Was löst die Polymyalgia aus?

Die Ursachen der Polymyalgia rheumatica sind weitgehend unbekannt und nicht sehr weitreichend erforscht. Derzeit geht man davon aus, dass verschiedene Faktoren eine Rolle spielen und zumindest mitverantwortlich für die Krankheitsentstehung sind.

Genetische Ursache

Im Verdacht, Polymyalgia auszulösen, steht unter anderem die Vererbung. Hierbei geht man davon aus, dass bestimmte Gene und Dispositionen in einigen Genen die Wahrscheinlichkeit der Krankheitsentstehung erhöhen. So ist beispielsweise auffallend, dass die Krankheit bei Nordeuropäern und deren Nachkommen öfter in Erscheinung tritt als in anderen Bevölkerungsgruppen. Bezüglich der genetischen Einflussnahme auf das Krankheitsgeschehen der Polymyalgia steht bisher das sogenannte HLA DR4 besonders im Fokus.

Die Bezeichnung HLA-Antigen steht für *Humanes Leukozyten-Antigen*. Von Trägern des HLA DR4 weiß man inzwischen, dass sie ein erhöhtes Risiko für das Auftreten einer Polymyalgia haben. Aber auch das Risiko einer chronischen Polyarthritis ist aufgrund dieses immungenetischen Faktors bei dieser Personengruppe erhöht. Die Forschungen im Bereich der Genetik haben darüber hinaus ergeben, dass virale Infektionen bei genetisch anfälligen Personen relevant sein können. Genauere Details konnten in diesem Zusammenhang jedoch noch nicht entschlüsselt werden.

Virusinfektion

Wie bereits erwähnt, liegt bei der Erforschung der Ursache der Polymyalgia noch Vieles im Dunkeln. Zu den wenigen Fakten, die bislang im Zusammenhang mit der Ursachenforschung ermittelt werden konnten, gehört die Erkenntnis, dass neue Krankheitsfälle in Zyklen auftreten und sich somit saisonweise entwickeln. Dies würde dafür sprechen, dass irgendein äußerer Faktor aus der Umwelt für die Krankheitsentstehung verantwortlich sein müsste.

Untermauert wird diese Beobachtung durch die Erkenntnis, dass Forscher herausgefunden haben, dass bestimmte Viren krankheitsauslösend wirken. Aber auch die Tatsache, dass neue Polymyalgia-Krankheitsfälle zyklenweise gehäuft in Familien auftreten, spricht für einen deutlichen Zusammenhang. Ebenso spricht auch das zumeist plötzliche Auftreten der Symptome für eine Virusinfektion.

Derzeit gehen einige Forscher davon aus, dass der menschliche *Parvovirus B19*, der eigentlich hauptsächlich Kinder befällt, Polymyalgia auslösen kann. Darüber hinaus stehen auch der humane Parainfluenza-Virus, Chlamydien, Mykoplasma sowie der Adenovirus der Atemwege im Verdacht, Polymyalgia entstehen zu lassen. Der Adenovirus kann eine einfache Erkältung, aber auch eine schwere Lungenentzündung auslösen. Obwohl eine Virusinfektion als Auslöser der Polymyalgia in Betracht kommt, gilt es zu unterscheiden, dass die Polymyalgia selbst keine Infektionserkrankung und somit nicht ansteckend ist.

Fehlerhaftes Immunsystem

Dass das Immunsystem am Krankheitsgeschehen beteiligt ist, steht außer Zweifel. In diesem Zusammenhang geht man davon aus, dass eine Abnormalität der Leukozyten im Blut als Ursache für die Entstehung einer Polymyalgia verantwortlich ist. Vorausgegangen ist wahrscheinlich eine Infektion, bei der die weißen Blutkörperchen sich gegen das körpereigene Gewebe richten anstatt sich gegen die unerwünschten Eindringlinge wie Viren, Bakterien und Pilze zur Wehr zu setzen.

Demnach entsteht die Polymyalgia, so wie viele andere entzündlich-rheumatische Krankheiten auch, durch Fehlsteuerungen des Immunsystems. Hierbei richtet sich das Immunsystem, wie bereits beschrieben, nicht gegen die angreifenden Krankheitserreger, sondern fatalerweise gegen den eigenen Körper.

Warum die Polymyalgia ausschließlich ältere Menschen betrifft, wird auch mit dem Immunsystem erklärt. So geht man bei der Polymyalgia davon aus, dass möglicherweise die im Blut zirkulierenden Zellen des Immunsystems bei älteren Menschen dazu neigen, unkontrolliert zu arbeiten. Infolgedessen werden ungehemmt Botenstoffe produziert, die eine Entzündung entstehen lassen, die den gesamten Körper betrifft. Dass sich bei vielen Menschen mit Polymyalgia größere Blutgefäße entzünden, kann seine Ursachen ebenso in außer Kontrolle geratenen Immunzellen haben.

Nahrungsmittelintoleranzen

Als eine weitere, wenngleich meistens sehr vernachlässigte, aber ernst zu nehmende mögliche Ursache, gilt die Unverträglichkeit von bestimmten Nahrungsmitteln. Vielen Menschen ist gar nicht bewusst, dass sie bestimmte Lebensmittel nicht vertragen können und durch deren regelmäßigen Verzehr ihre Gesundheit Stück für Stück ruinieren. Dieses Thema ist bei der Polymyalgia von einer so entscheidenden Bedeutung, dass dieses in einem sehr ausführlichen separaten Kapitel „*Was haben Nahrungsmittelintoleranzen mit Polymyalgia zu tun?*" beschrieben wird.

Cortisolmangel

Im Zusammenhang mit der Polymyalgia-Entstehung wird auch ein zu niedriger Cortisolspiegel diskutiert. Diese Annahme beruht auf der Erkenntnis, dass Polymyalgia-Patienten auffallend oft einen zu niedrigen Cortisolspiegel aufweisen.

Cortisol, das auch als das *Stresshormon* bezeichnet wird, ist für den Körper ein lebensnotwendiges Hormon, um mit Stress umgehen zu können. Es wird in der Nebennierenrinde gebildet und von dort aus phasenweise in das Blut abgegeben. Bei einer Unterfunktion der Nebennieren wird der Körper nicht ausreichend mit Cortisol versorgt, was sich durch verschiedene Symptome wie etwa Müdigkeit, Mattigkeit oder Stressanfälligkeit zeigt. Vermutet wird, dass die Nebenniere nicht ausreichend stimuliert wird, um ausreichend Mengen Cortisol zu produzieren. Detaillierte Zusammenhänge sind bislang allerdings noch nicht genau erforscht.

Stress

Möglicherweise spielt auch der Lebensstil der Patienten eine wichtige Rolle. Hierfür spricht jedenfalls die Tatsache, dass bei den meisten Polymyalgia-Betroffenen dem Ausbruch der Erkrankung eine stressige Phase vorausgegangen war.

Hüftoperation als Ursache?

Eine kaum in Erwägung gezogene, aber dennoch mögliche Ursache, stellt eine Hüftoperation dar. Im Vergleich zu anderen Ursachen tritt dieser Zusammenhang eher selten auf, aber ein Blick darauf kann sich lohnen, wenn Patienten mit einem künstlichen Hüftgelenk an Polymyalgia erkrankt sind.

Dass sich metallische Bestandteile des künstlichen Gelenks unter Umständen lösen und in weiter entfernte Körperbereiche transportiert werden können, ist längst bekannt. Auch weiß man, dass durch diesen Umstand Autoimmunerkrankungen ausgelöst werden können. Um derartige metallische Schadstoffe aus dem Körper zu befreien, bedarf es einer fachgerechten Diagnose und Therapie eines Umweltmediziners, zumal eine entsprechende Schwermetallbelastung nicht durch herkömmliche Blutuntersuchungen festgestellt werden kann.

Symptome der Polymyalgia

Die Polymyalgia rheumatica ist eine entzündungsbedingte Erkrankung, die zu vielfältigen Symptomen führt. Hauptsächlich sind dies sehr quälende Schmerzen in den körpernahen Muskelgruppen wie den Oberarmen und Oberschenkeln, morgendliche Gelenksteifheit und ein allgemeines Krankheitsgefühl. Zusätzlich zeigen sich häufig auch Müdigkeit, Erschöpfung, Schlafstörungen, Beeinträchtigungen der Schweißregulation, depressive Verstimmungen, Gewichtsreduktion und Gesichtsschmerz. Darüber hinaus können auch Symptome wie Brennen im Mund und ein Geschmacksverlust auftreten, sodass fast alle Lebensmittel gleich schmecken.

Das Auftreten der Symptome beginnt ganz plötzlich oder schleichend. Kommt die Polymyalgia über Nacht, dann wacht man morgens auf und stellt erschrocken fest, dass man sich kaum noch bewegen kann und die Hüfte und Schultern schmerzen. Die muskelkaterartigen Schmerzen und Steifheit machen es unmöglich, die Arme über den Kopf zu heben. Viele Patienten beobachten als erstes Anzeichen der Polymyalgia Schmerzen in den Schultern. Aber auch intensive Nackenschmerzen, die bis in den Schläfenbereich und bis zu den Augen ausstrahlen, können erste Hinweise auf die Erkrankung sein.

Typisch ist für die Polymyalgia auch, dass sie sich anfangs durch eher allgemeine und grippeähnliche Symptome bemerkbar macht, wie sie bei einer schweren Infektion auftreten. Demzufolge werden die Muskelschmerzen zunächst als Gliederschmerzen interpretiert, die Müdigkeit verwundert nicht, und auch eine erhöhte Körpertemperatur oder leichtes Fieber, nächtliche Schweißausbrüche und nachlassender

Appetit sowie Gewichtsverlust, passen gleichermaßen in das „Grippeschema". Während sich bei einer Grippe derartige Symptome innerhalb weniger Tage oder Wochen zurückbilden, geschieht dies bei der Polymyalgia allerdings nicht. Dieser vielfältige Symptomkomplex muss nicht bei jedem an Polymyalgia erkrankten Patienten in seinem ganzen Ausmaß in Erscheinung treten, doch meistens ist dies der Fall. Derartige Symptome sind geradezu charakteristisch für systemisch auftretende Entzündungsprozesse im Körper.

Besonders typisch für die Polymyalgia ist das Auftreten der Schmerzen und der Gelenksteifigkeit in der Nacht und am Morgen. Nur in Einzelfällen entwickeln sich die Schmerzen erst im Laufe des Abends. Die Muskel- und Gelenkschmerzen und die morgendliche Steifheit machen sich besonders im Nacken, in den Schultern und Hüften bemerkbar. Nur selten sind auch die Knie betroffen. Von den schmerzenden Körperbereichen breiten sich die Schmerzen meistens auch in andere Regionen wie etwa zu den Oberschenkeln aus. Auffallend und kennzeichnend für die Polymyalgia ist, dass die Schmerzen seitensymmetrisch auftreten.

Die Stärke der Schmerzen ist sehr unterschiedlich ausgeprägt, sodass einige Patienten nur von relativ leichten Schmerzen betroffen sind, andere hingegen jedoch unter sehr starken Schmerzen leiden. Man kann davon ausgehen, dass die Schmerzen die größte Belastung für die Betroffenen darstellen. Sie konzentrieren sich hauptsächlich auf die Schultern, den unteren Rücken und die Hüftregion. Die Schmerzen können zunächst auch nur eine Körperseite betreffen. Im Laufe der Zeit ist bei vielen Patienten eine Ausbreitung auf die gegenüberliegende Seite zu beobachten. Die Schmerzen verschlechtern sich nach einer länger andauernden

Inaktivität wie Autofahren, Sitzen und Liegen. Dies ist auch der Grund, warum die Schmerzen nachts besonders stark werden und dann sogar zum Aufwachen führen. Neben den starken Schmerzen ist die bereits erwähnte Morgensteifheit ein typisches Erkennungsmerkmal der Polymyalgia. Diese manifestiert sich zumeist als *das* erste Krankheitsanzeichen überhaupt, sie verleitet allerdings häufig zu Fehldiagnosen, weil sie mit der Steifheit verwechselt wird, die auch bei rheumatischer Arthritis auftritt. Bei einigen Patienten zeigen sich zudem Schwellungen der Gelenke. Eine Gelenkzerstörung, wie man sie von der Rheumatoiden Arthritis her kennt, entsteht jedoch nicht.

Auch ein Nachlassen der Muskelkraft tritt in der Regel bei der Polymyalgia nicht auf, es sei denn, die Schmerzen lassen nur noch sehr eingeschränkte Bewegungen zu, sodass sich in diesem Zusammenhang im Laufe der Zeit ein Abbau der Muskulatur entwickelt.

Die Steifheit kombiniert mit starken morgendlichen Schmerzen und einer ausgeprägten Muskelschwäche macht es den Betroffenen so schwer, ihren Alltag weiterhin alleine bewältigen zu können. Dies und weitere alltägliche Dinge wie die morgendliche Toilette, das Ankleiden, Frühstück herrichten etc. wird zu einer großen Herausforderung. Je stärker die Polymyalgia ausgeprägt ist, desto mehr wird Hilfe durch Angehörige oder möglicherweise sogar durch einen Pflegedienst notwendig. Für fast alle Betroffenen ist der Vormittag die schlimmste und anstrengendste Tageszeit. Die Morgensteifigkeit dauert normalerweise eine halbe bis ganze Stunde lang an, oftmals jedoch sogar bis zu drei Stunden. Um eine Verschlimmerung der Schmerzen zu vermeiden, bewegen sich die Patienten nach dem Aufstehen nur sehr langsam.

Auch im weiteren Tagesverlauf zeigen sich stetig die körperlichen Beeinträchtigungen wie das Bücken oder Aufstehen aus dem Sitzen, was bei einigen Patienten ohne Hilfe kaum noch möglich ist. Aufgrund der am frühen Vormittag besonders intensiv vorhandenen Schmerzen und Steifigkeit sind jegliche Tätigkeiten in den Morgenstunden sehr anstrengend, was nicht selten dazu führt, dass die Patienten für den Rest des Tages völlig erschöpft sind. Aber auch andere Auslöser, wie insbesondere eine Blutanämie, tragen dazu bei, dass sie ständig mit Müdigkeit und Abgeschlagenheit zu kämpfen haben. Diese Anämie kann sich als Folge länger andauernder Entzündungsprozesse entwickeln und steht im Zusammenhang mit einem veränderten Stoffwechsel der roten Blutkörperchen.

Bei den meisten Betroffenen zeigen sich tageszeitliche Schwankungen, es gibt aber auch Patienten, bei denen diese Verbesserungen nicht festzustellen sind, sodass sie den ganzen Tag lang unter gleichbleibenden Beschwerden leiden. Auch die Krankheitsdauer ist maßgeblich an der Entwicklung der Schmerzsymptomatik beteiligt. Denn je weiter die Erkrankung fortschreitet, umso mehr nehmen die Schmerzen zu.

Dieser Prozess bringt leider mit sich, dass immer häufiger damit zu rechnen ist, dass die Schmerzen auch nachts andauern und diese sogar in Ruhepositionen vorhanden sind. Schon geringste Bewegungen können dann zum Aufwachen und zu schlaflosen Nächten führen. Man wälzt sich trotz Schmerzen von einer Seite zur anderen, denn viele Liegepositionen bedeuten Qualen. Der Höhepunkt der Erkrankung kann bereits nach wenigen Tagen erreicht werden, aber bei vielen Betroffenen geschieht dies erst nach einigen Wochen. Die Symptome können unterschiedlich lange andauern, je nach Therapieerfolg sogar mehrere Jahre. Treten zu den bereits genannten Symptomen noch Beschwerden wie Sehstörungen und Kopfschmerzen auf, so ist dies meistens ein wichtiges und unbedingt ernstzunehmendes Anzeichen dafür, dass möglicherweise die Blutgefäße des Kopfes mitbeteiligt sind. Dieses Krankheitsbild wird als *Arteriitis temporalis* bezeichnet.

Diagnose

Die Diagnose der Polymyalgia gestaltet sich bei vielen Patienten schwierig und mitunter aufwendig, weil es bisweilen keine spezifische Untersuchungsmethode gibt, die ganz eindeutig die Erkrankung feststellen kann und andererseits die Symptome auch bei vielen anderen Krankheitsbildern in Erscheinung treten. Somit setzt sich die Diagnose immer aus mehreren Komponenten zusammen und erfolgt in mehreren Schritten, die aufeinander aufbauen.

Die Grundlage bildet eine Anamnese in Verbindung mit der körperlichen Untersuchung, Ergänzungen hierzu liefern mehrere apparatebasierende Diagnosemethoden. Einen typischen Labortest, der anhand von Blut oder Urin die Erkrankung aufdecken könnte, gibt es bisher noch nicht. Bestimmte Laboruntersuchungen werden lediglich einbezogen, um andere Krankheiten auszuschließen oder einen Verdacht zu erhärten.

Das Ziel der umfangreichen Diagnostik besteht darin, den Verdacht auf eine bestehende Polymyalgia zu bestätigen, beziehungsweise andere Krankheiten auszuschließen.

So gibt es diverse Krankheitsbilder, die in Verbindung mit Entzündungsprozessen und Muskelschmerzen sowie anderen Symptomen stehen, die auch bei der Polymyalgia auftreten. Um das Krankheitsbild genauer einzugrenzen und die Ursache der Schmerzen herauszufinden, gibt es einige Hilfestellungen, denen sich der Arzt bedient. Durch gezielte Fragen, eine allgemeine körperliche Untersuchung und bestimmte Testergebnisse, kann er die Ursachen der Schmerzen und Steifheit einschränken.

Da die Polymyalgia eine Erkrankung älterer Menschen ist und diese überwiegend Frauen betrifft, sind auch das Alter und Geschlecht des Patienten ein bedeutendes Kriterium. So ist es bei jüngeren Frauen sehr unwahrscheinlich, dass die auftretenden Symptome mit einer Polymyalgia in Verbindung stehen, sondern auf eine andere Erkrankung zurückzuführen sind. Bei der Diagnose der Polymyalgia spielt auch die zeitliche Abfolge der Krankheitsentstehung eine entscheidende Rolle. Wenn beispielsweise die Symptome ihr Vollbild innerhalb von zwei Wochen entwickelt haben, spricht dies für eine Polymyalgia. Lesen Sie hierzu auch das Kapitel ‚*Differentialdiagnostik*‘.

Anamnese

Bevor der Arzt umfangreiche Diagnoseverfahren heranzieht, ist es in der Rheumatologie häufig üblich, dass eine ausführliche Anamnese erstellt wird. Diese beinhaltet möglichst die gesamte Krankengeschichte des Patienten und erfolgt anhand von gezielten Fragen, um die möglichen Ursachen für die auftretenden Symptome einzugrenzen und erste Anhaltspunkte für eine Verdachtsdiagnose zu erhalten. Es ist enorm wichtig, dass der Arzt Informationen über alle zurückliegenden Erkrankungen, Operationen, Verletzungen und Unfälle erhält. Dazu gehören auch regelmäßige Medikamenteneinnahmen sowie Veränderungen der Lebensumstände in jüngster Zeit. Besonders interessiert den Arzt, ob es in der Vergangenheit markante Vorkommnisse gab, die zu den jetzigen Beschwerden geführt haben können. Gab es einen Unfall, eine Krankheit, eine Operation? Manchmal können auch vermeintliche Kleinigkeiten von großer Bedeutung sein. Wichtig ist dabei auch, ob sich eines dieser Ereignisse zeitlich festmachen lässt an das in Erscheinungtreten der jetzigen Symptome.

Kommen in der Familie bestimmte Krankheitsbilder besonders häufig vor? Auch diese Information ist für den Arzt von großer Wichtigkeit, zumal die Polymyalgia möglicherweise auch genetisch bedingt ist. Hier wird das Augenmerk des Arztes insbesondere darauf gerichtet sein, ob es Familienangehörige gibt, die von Rheuma oder anderen Schmerzerkrankungen betroffen sind.

Sicher wird sich der Arzt auch danach erkundigen, wie sich die Beschwerden genau bemerkbar machen. Wie fühlen sich die Schmerzen im Detail an? Wann treten sie besonders stark auf? Kommt es durch Bewegung zu einer Verstärkung? Können Wärme oder Kälte schmerzlindernd wirken? Treten die Beschwerden auch im Ruhezustand noch auf? Je detaillierter und exakter die Symptombeschreibung erfolgt, umso besser kann der Arzt wichtige Rückschlüsse auf die Auslöser der Beschwerden ziehen oder diese zumindest eingrenzen.
Somit ist es für den Arzt auch von Interesse, ob es noch weitere Auffälligkeiten gibt, die er eventuell noch nicht abgefragt hat. Gab es eine Grippe oder eine anderweitige Viruserkrankung? Wie sieht es mit Mißempfindungen und Taubheitsgefühlen

aus? Welche Besonderheiten gab es in jüngster Vergangenheit im Alltag? Kam es zu besonders starken körperlichen Belastungen, wie sah die Hausarbeit aus oder sind möglicherweise sportliche Aktivitäten von Bedeutung? Je nach Ergebnis dieser Anamnese entscheidet der Arzt seine weitere Vorgehensweise und welche weiteren Diagnosemethoden nun in Betracht kommen.

Möglicherweise wird er empfehlen, einen Rheumatologen aufzusuchen, denn die Erkennung der Polymyalgia kann sich als kompliziert erweisen und passt nicht immer in ein „Schema F". Fachärzte wie Rheumatologen sind wesentlich vertrauter mit einem derart vielschichtigen Krankheitsbild wie der Polymyalgia. Leider vergeht allzu oft zu viel Zeit, bis die Patienten nach einer unnötigen Odyssee durch mehrere Arztpraxen schließlich bei einem auf Rheumaerkrankungen spezialisierten Arzt ankommen.

Körperliche Untersuchung

An die Anamnese schließt sich in der Regel eine körperliche Untersuchung an. Hier interessieren den Arzt besonders die Beweglichkeit sowie Funktionseinschränkungen. Ebenso ist auch eine mögliche Muskelschwäche ein wichtiger Hinweis für den Arzt.

Darüber hinaus wird er überprüfen, ob geschwollene Gelenke vorliegen und wo und wie sich die Schmerzwahrnehmung äußert. Hier ist von Bedeutung, ob die Schmerzen beide Schultern, den Nacken, die Oberschenkel und Oberarme betreffen und ob an den Oberarmen ein durch Druck auslösbarer Schmerz besteht.

Cortison

Bei der Diagnose kommt dem Cortison eine besondere Bedeutung zu, indem die Verabreichung sogar ein wesentliches Kriterium für oder gegen das Vorhandensein einer Polymyalgia ist.

Als ein ziemlich sicheres Zeichen für das Vorhandensein einer Polymyalgia gilt eine sofortige positive Reaktion auf eine Cortisonmedikation. Innerhalb weniger Stunden, quasi über Nacht, bilden sich die Symptome spürbar zurück, doch sobald das Cortison nicht mehr verabreicht wird, ist das alte Beschwerdebild wieder vollständig da. Kommt es nicht zu einer deutlichen Verbesserung innerhalb weniger Stunden, ist dies Anlass für den Arzt, entweder die gewählte Dosierung zu erhöhen oder seine Diagnose auf andere Krankheitsbilder wie beispielsweise auf eine Fibromyalgie oder Viruserkrankung auszuweiten.

Laboruntersuchungen

Auch wenn es keinen spezifischen Labortest auf der Basis von Blut oder Urin gibt, anhand dessen eine glasklare Polymyalgia-Diagnose möglich ist, können bestimmte Parameter herangezogen werden, um den Verdacht auf die Polymyalgia zu erhärten oder zu entschärfen. Hauptsächlich geht es hierbei um einen möglichen Anstieg der Entzündungswerte sowie eine entzündungsbedingte Blutanämie. Bei einer Polymyalgia ist ein Anstieg der Entzündungswerte typisch. Ein Fehlen dieses Anstiegs bedeutet allerdings nicht automatisch, dass keine Polymyalgia vorliegt. Dies betrifft jedoch nur sehr wenige Patienten, lediglich bei etwa 5 % sind keine messbaren Entzündungsaktivitäten festzustellen.

Insbesondere sind bei der Polymyalgia die Blutsenkungsgeschwindigkeit (*BSG*) bzw. die Blutsenkungsreaktion (*BSR*) sowie das C-reaktive Protein (*CRP*) deutlich erhöht. Darüber hinaus weisen auch die Alpha-1- und Alpha-2-Globuline meistens keine Normwerte auf. Das Muskelenzym CK, welches ein wichtiger Marker für eine reversible Muskelschädigung ist, liegt in der Regel im Normbereich.

Auch der Rheumafaktor ist nicht auffällig und somit *negativ*. Besonderes Augenmerk liegt auf der Blutsenkungsgeschwindigkeit (BSG), die bei der Polymyalgia sehr stark beschleunigt ist, wenngleich dieser Wert auch bei anderen Erkrankungen erhöht ist wie etwa bei einigen Krebserkrankungen und Infektionen und somit noch kein Beweis für das Vorhandensein einer Polymyalgia ist.

In der Rheumatologie ist der BSG-Wert im Wesentlichen von Bedeutung, um differenzieren zu können, ob eine nichtentzündliche oder entzündlich-rheumatische Erkrankung vorliegt. Auch im weiteren Verlauf der Polymyalgia orientiert man sich an der Blutsenkungsgeschwindigkeit, um mit ihrer Hilfe den Therapieerfolg zu beobachten.

Kommt es zu einem Anstieg des BSGs, ist dies ein sicheres Zeichen für eine unzureichende Therapie. Aussagekräftig ist dieser Laborwert allerdings nur, wenn die Cortison-Dosis nicht verändert wurde, weil durch Cortison der BSG-Wert beeinflusst wird.

Gewebeprobe

Eine Gewebeprobe (*feingewebliche Untersuchung*) kommt dann in Betracht, wenn der Arzt den Verdacht hat, dass Blutgefäße beteiligt sind und somit möglicherweise eine *Vaskulitis* vorliegt. Die Gewebeprobe wird der Schläfenarterie entnommen und unter einem Mikroskop untersucht. Die Probenentnahme erfolgt vor der Verabreichung von Cortison.

Differentialdiagnose - Abgrenzung zu anderen Krankheiten

Leider ist es keine Seltenheit, dass die Polymyalgia nicht sofort bei ihrem erstmaligen in Erscheinung treten diagnostiziert wird. Viele Betroffene beklagen Umwege und Fehldiagnosen, mit denen sie konfrontiert wurden; bis endlich die tatsächliche Ursache ihrer Beschwerden, nämlich die Polymyalgia, herausgefunden werden konnte.

Man kann verstehen, dass man sich auf einem längeren Weg bis zur ‚erlösenden' Diagnose darüber ärgert, dass der eine oder andere Therapeut die Symptome hätte besser einordnen können, insbesondere wenn diese sehr offensichtlich waren. Aber bei allem Missmut darf man nicht unbedacht lassen, dass die Beschwerden auch für diverse andere Krankheitsbilder stehen können. Erschwerend kommt schließlich für die Ärzte hinzu, dass weder ein spezifischer Labortest, noch andere Untersuchungsmethoden eindeutig eine Polymyalgia belegen. Da die Polymyalgia in der Regel erst im sehr fortgeschrittenen Alter auftritt, werden einige der Symptome mit dem natürlichen Alterungsprozess in Verbindung gebracht. Gerade was ein allgemeines Krankheitsgefühl, weniger Belastbarkeit und die häufige Müdigkeit angehen, wird dies allzu oft und viel zu schnell aufs Alter geschoben. Aber auch bei einer Grippe treten diese Symptome sehr häufig auf, sodass im Anfangsstadium der Polymyalgia nicht ganz zu Unrecht an einen grippalen Infekt gedacht wird. Erst wenn die Symptome über einen grippeüblichen Turnus hinaus andauern, wird nach links und rechts geschaut, ob sich nicht doch noch eine andere Erkrankung hinter dem Beschwerdebild verbirgt.

Je nachdem, welche Symptome auftreten und wo sich die Schmerzen besonders deutlich zeigen, können die Verdachtsdiagnosen auch Krankheitsbilder einbeziehen wie Fibromyalgie, Rheumatische Arthritis, Schilddrüsenerkrankungen, Bandscheibenvorfall, Muskelschwäche, Tumorerkrankungen, Muskelverspannungen, Infektionen oder Parkinson. Möglich sind außerdem Verwechslungen mit der Polymyositis.

Fibromyalgie

Sehr häufig wird bei der Differentialdiagnose an eine Fibromyalgie gedacht, die, genau wie die Polymyalgia, zu den rheumatischen Formenkreisen gezählt wird, aber eine nicht-entzündliche Erkrankung ist. In erster Linie ist die Fibromyalgie eine chronische Schmerzerkrankung, die sich vor allem in starken Muskel-, Bindegewebs- und Knochenschmerzen äußert.

Menschen, die von dieser Krankheit betroffen sind, leiden unter großflächig verteilten Schmerzen, die insbesondere im Rücken- und Nackenbereich auftreten und in der Regel mit massiven Bewegungseinschränkungen verbunden sind.

Wenn der Schmerz nicht mehr nur die ursprünglich schmerzhaften Stellen betrifft, sondern sich verselbstständigt und sich am ganzen Körper ausbreitet, kommt es zur Fibromyalgie.

Die Abgrenzung der Fibromyalgie von einer Polymyalgia ist nicht einfach, weil einige Symptome identisch sind wie etwa die Morgensteifheit, die ausstrahlenden Schmerzen, die Schlafstörungen, Müdigkeit, Erschöpfung und auch Depressionen. Beide Erkrankungen haben außerdem gemeinsam, dass es bei beiden bislang keine bekannte Ursache gibt und es nicht zu einer Zerstörung der Gelenke kommt. All das macht die Diagnose nicht einfacher.

Um diese beiden Krankheitsbilder voneinander abgrenzen zu können, orientiert man sich vorrangig an dem Alter der Patienten, in dem die Erkrankung erstmalig in Erscheinung tritt. Während Polymyalgia ausschließlich bei älteren Menschen auftritt, die deutlich über 50 Jahre alt sind, entsteht die Fibromyalgie bei deutlich jüngeren Personen, oftmals im Alter zwischen 35 und 50 Jahren.

Außerdem sind mögliche Druckpunkte, die sogenannten *Tender Points*, wichtige Indikatoren für das Vorhandensein einer Fibromyalgie. Hierbei handelt es sich um 18 Körperstellen, an denen normalerweise eine erhöhte Schmerzempfindlichkeit besteht. Diese Punkte befinden sich hauptsächlich an den Sehnen-Muskel-Ansätzen der Gelenke. Wenn bei 11 oder mehr Tender Points eine erhöhte Druckschmerzempfindlichkeit festgestellt werden kann, dann besteht ein Verdacht auf Fibromyalgie. Ein weiteres sehr deutliches Unterscheidungsmerkmal besteht in der Lokalisation der Schmerzen, die bei der Polymyalgia in der Regel auf die Schultern- und Hüftregion beschränkt sind. Außerdem tritt bei vielen Patienten eine Blutanämie und erhöhte Körpertemperatur auf, beides Symptome, die bei der Fibromyalgie nicht vorhanden sind. Auch serologische Entzündungsparameter werden zur Abgrenzung dieser beiden Krankheitsbilder herangezogen, denn bei einer Fibromyalgie fehlen die Entzündungszeichen. Es bestehen normale BSG und CRP-Werte.

Und schließlich unterscheiden sich beide Krankheitsbilder darin, wie sie auf eine Cortisonmedikation reagieren. Während bei den meisten Polymyalgia-Patienten durch die entzündungshemmenden Eigenschaften des Cortisons eine deutliche Symptomverbesserung erreicht werden kann, nützt Cortison bei der Fibromyalgie nichts.

Rheumatoide Arthritis

Besonders oft wird die Polymyalgia Rheumatica auch mit der *rheumatoiden Arthritis* verwechselt, die zu den häufigsten chronischen Gelenkentzündungen gehört. Wird diese Erkrankung nicht rechtzeitig diagnostiziert und therapiert, werden die Gelenke unwiederbringlich zerstört. Auch wenn bei der rheumatoiden Arthritis im Gegensatz zur Polymyalgia eine Gelenkzerstörung stattfindet, sind die anfänglichen Symptome sehr ähnlich und verleiten zu Verwechslungen in der Diagnostik.
So treten beide Krankheiten im fortgeschrittenen Alter und mehrheitlich bei Frauen auf, und das zumeist sehr plötzlich. Aber auch Symptome wie Appetitlosigkeit, ungewollte Gewichtsabnahme, Abgespanntheit und eventuell auch Fieber können für beide Krankheitsbilder stehen. Auch der Aspekt, dass eine morgendliche Gelenksteifheit auftritt und mehrere Stunden lang anhält, sowie eine Beteiligung der Schulter- und Hüftgelenke vorliegt, erleichtert die Abgrenzung beider

Krankheitsbilder nicht. Im Unterschied zur Polymyalgia treten die Symptome bei der rheumatischen Arthritis häufig schubweise auf. Somit können sie mehrere Wochen oder einige Monate lang andauern, um dann wieder für eine gewisse Zeit zu verschwinden, bevor sie zurückkehren. Die Behandlung erfolgt medikamentös, teilweise sind auch operative Eingriffe vonnöten.

Polymyositis

Hinter der *Polymyositis* verbergen sich zahlreiche Muskelentzündungen. Diese Erkrankung kann mithilfe einer Muskelbiopsie diagnostiziert werden, hingegen ist ein entsprechender Befund bei einer Polymyalgia unauffällig. Anhand einer elektromyografischen Untersuchung kann überprüft werden, ob eine Schädigung der Muskeln und Nerven vorliegt. Besteht eine Polymyositis, zeigt sich eine pathologische Veränderung, hingegen ist der Befund bei der Polymyalgia nicht auffällig.
Ein weiteres wichtiges Diagnosekriterium besteht auch in einer Erhöhung der Muskelenzyme (CK), die bei der Polymyositis sehr häufig vorhanden ist.

Infektionserkrankungen

Wenn sich der Verdacht auf eine Infektionskrankheit richtet, kommen verschiedene Erreger in Betracht. Hauptsächlich sind dies Chlamydien, Epstein-Barr-Virus (EBV) und das Cytomegalie-Virus.
Das Epstein-Barr-Virus zählt zu den häufigsten Viren, mit denen der menschliche Organismus infiziert ist. Bekannt ist dieses Virus hauptsächlich dadurch, dass es als Auslöser des Pfeifferschen Drüsenfiebers wirkt, aber es kann auch zu diversen anderen Krankheiten führen oder deren Entstehung

zumindest begünstigen. Noch immer wird das EBV völlig unterschätzt, sodass man allzu oft von seinem Arzt gesagt bekommt, dass dies ein harmloses Virus sei, welches man halt so mit sich herumträgt und keinen Schaden anrichte. Doch diese Aussage ist nur die halbe Wahrheit, denn inzwischen steht das EBV im Verdacht, unter anderem bestimmte Krebserkrankungen und chronische Müdigkeit auszulösen.

In der Tat ist die Durchseuchungsrate mit dem EBV sehr extrem, denn fast jeder Erwachsene gilt heutzutage als Träger dieses Virus. Eine so enorme Infektionsrate von nahezu 100 % lässt darauf schließen, dass wir es hier mit einem hoch entwickelten und intelligenten Virus zu tun haben. Dieser Erfolg wird auf eine ungewöhnliche Infektionsstrategie zurückgeführt, über die das EBV ganz offensichtlich verfügen muss, auch wenn viele Mechanismen seiner Überlebensstrategien noch immer nicht vollständig entschlüsselt sind.

Besonders schwierig ist eine Polymyalgia von einer *Borreliose* abzugrenzen, weil die Symptome bei beiden Krankheitsbildern sehr ähnlich sein können. Die Borreliose ist eine Infektionskrankheit, die von bestimmten Zecken übertragen wird. Die Symptome sind sehr vielfältig und somit oftmals nicht eindeutig, sodass die Erkrankung bei vielen Patienten erst mit deutlicher zeitlicher Verzögerung diagnostiziert wird. Dies liegt zumeist daran, dass ein Zeckenbiss nicht bemerkt wird, sondern lediglich ein kreisrunder roter Hautausschlag um den Biss herum nach 3 – 4 Wochen auftritt.
Die weiteren Symptome sind sehr unspezifisch und können für alles und nichts stehen. So können grippeähnliche Symptome auftreten wie Fieber, Gliederschmerzen und Kopfschmerzen. Die durch die Zecken übertragenen Borrelien können aber auch die Gelenke betreffen, sowie das Nervensystem. Hieraus

kann sich die gefürchtete *Neuroborreliose* entwickeln, die schwerwiegende und mitunter auch irreversible Schäden mit sich bringt. Wenn eine Borreliose nicht frühzeitig erkannt wird, drohen aber nicht nur Nervenschäden, sondern auch Lähmungserscheinungen und Rheuma.

Riesenzellarteriitis und Arteriitis temporalis

Patienten mit einer Polymyalgia werden oftmals auch hinsichtlich einer Riesenzellarteriitis untersucht, einer Erkrankungsform, die den sogenannten *Vaskulitiden* zugeordnet wird und zu den rheumatischen Krankheitsbildern zählt.

Die *Riesenzellarteriitis* ist die häufigste Vaskulitis und tritt bei ca. 15 % der Polymyalgia-Patienten als Begleiterkrankung auf. Betroffen sind zu 75 % Frauen, die älter als 50 Jahre sind. Auffallend ist, dass fast die Hälfte der an Riesenzellarteriitis erkrankten Personen Polymyalgia aufweisen. Warum diese ernsthafte Komplikation so oft auftritt und diese Vergesellschaftung überhaupt besteht, ist bis heute nicht geklärt. Im Verdacht steht ein Zusammenhang mit Autoimmunerkrankungen.

Außerdem geht man davon aus, dass eine Begünstigung der Erkrankung gegeben ist, wenn die Gefäße durch virale oder bakterielle Vorerkrankungen bereits Schäden aufweisen.
Bei einer Riesenzellarteriitis entzünden sich die großen Arterien, die sauerstoffreiches Blut vom Herzen aus in alle Bereiche des Körpers leiten. Betroffen sind also weder Venen noch Kapillaren. Die Erkrankung kann alle Blutgefäße des Oberkörpers, der Arme und des Halsbereichs betreffen. Am meisten jedoch erkranken die Arterien der Schläfen sowie die Gefäße, die für die Augenversorgung zuständig sind. Das

Risiko, dass sich bei Polymyalgia-Patienten mit einer Riesenzellarteriitis Sehstörungen entwickeln, liegt bei ungefähr 60 %. Das Krankheitsgefühl der betroffenen Patienten ist zumeist sehr stark ausgeprägt. Neben Abgeschlagenheit, ungewolltem Gewichtsverlust und Nachtschweiß, weisen sie oftmals auch Fieber auf. Bei bis zu 20 % der Patienten kommt es zu einem Gesichtsfeldausfall, der sich durch ein eingeschränktes Gesichtsfeld zeigt. Ob noch zusätzliche Beschwerden auftreten, hängt davon ab, welche Arterien involviert sind.

Eng verbunden mit der Riesenzellarteriitis ist die *Arteriitis temporalis*, die bei ungefähr 10 % der Polymyalgia-Patienten auftritt und auch *Horton- Krankheit* genannt wird. Möglich ist sie auch als alleiniges Krankheitsbild.
Die Erkrankung ist nicht ungefährlich, betrifft sie schließlich hauptsächlich die Halsschlagader und hier insbesondere die Schläfenschlagader, die als *Arteria temporalis* bezeichnet wird und dieser Erkrankung ihren Namen gibt.

Die Krankheit kann schwerwiegende Folgen mit sich bringen, die einerseits auf die Entzündungsprozesse zurückzuführen sind, aber andererseits auch auf die unzureichende Durchblutung. So können durch entzündlich bedingte Gefäßverschlüsse eine Erblindung ausgelöst werden oder Gewebsnekrosen auftreten. Gefürchtet ist in diesem Zusammenhang aber auch das sogenannte RS3PE-Syndrom (*remitting seronegative symmetrical synovitis with pitting edema*). Hierbei handelt es sich um eine plötzlich einsetzende Schwellung der Hände und Füße, die äußerst schmerzhaft ist. Charakteristisch für die Arteriitis temporalis sind einseitige Kopfschmerzen, die im Bereich der Schläfe auftreten. Diese verstärken sich durch Kopfbewegungen und Husten.

Auch plötzlich auftretende Sehstörungen sind ein sehr ernstzunehmendes Alarmsignal. Diese äußern sich durch Doppelbilder oder eine verminderte Sehkraft bis hin zur Erblindung. Wenn die Blutgefäße der Beine betroffen sind, zeigt sich dies durch eine schnelle Ermüdung und auftretende Schmerzen, sobald nur wenige Schritte gemacht werden. Typisch ist hierbei, dass nach einer kurzen Pause das Gehen fortgesetzt werden kann.

Da die Arteriitis temporalis schwerwiegende Folgen mit sich bringen kann, wenn sie unbehandelt bleibt, sollte das Vorhandensein dieser Erkrankung bei allen Polymyalgia-Patienten sicherheitshalber klinisch abgeklärt werden.
Um eine Riesenzellarteriitis und Arteriitis temporalis zu überprüfen, wird der Arzt hinterfragen, ob eines der folgenden Symptome vorliegt:

- sehr starke Kopfschmerzen
- Sehstörungen (z. B. Doppelbilder, Schleiersehen)
- empfindliche Kopfhaut
- auffällige Temporalarterie
- Kieferschmerzen
- stechende Thoraxschmerzen
- Schmerzen der Zunge oder Wange während des Kauens
- übermäßiges Schwitzen
- Tinnitus
- Hörverlust
- Husten
- Fieber
- Depressionen

Ein absoluter Notfall tritt ein bei gestörter Wahrnehmung oder Bewusstlosigkeit. Bei derart gravierenden Symptomen ist es wichtig, sofort ein Krankenhaus oder einen Arzt aufzusuchen. Hier muss man sich verständlich machen und deutlich erklären, welche Symptome vorhanden sind. Leider gibt es immer wieder Fälle, bei denen die Riesenzellarteriitis nicht rechtzeitig erkannt und behandelt wird. Dies kann schwerwiegende Folgen mit sich bringen wie eine dauerhafte Bewusstlosigkeit oder ein Schlaganfall. Besonders gefürchtet sind aber auch bleibende Sehbeeinträchtigungen und Erblindung sowie eine Ausbuchtung einer großen Arterie, was als *Aortenaneurysma* bezeichnet wird und lebensbedrohlich sein kann.

Einen sehr wichtigen Baustein der Diagnose bietet eine Gewebeprobe (*Biopsie*) der Schläfenarterien (*Arteria temporalis*). Diese Probe wird hinsichtlich eines bestimmten Zellmusters in einem Labor mikroskopisch untersucht, maßgeblich sind hier Entzündungs- und Riesenzellen. Ergänzend erfolgt eine Ultraschalluntersuchung, um mögliche Verengungen oder andere Veränderungen der Gefäßwände festzustellen. Auch mögliche Veränderungen der Blutsenkungsgeschwindigkeit (BSG) und die Anzahl der roten und weißen Blutkörperchen geben wichtige Hinweise auf die Riesenzellarteriitis bzw. Arteria temporalis.

Die Behandlung der Riesenzellarteriitis erfolgt, wie bei der Polymyalgia auch, mit Cortison. Aus diesem Grund kann es sein, dass der behandelnde Arzt bei dem Vorliegen einer Polymyalgia auf eine weiterführende Diagnostik bezüglich einer Riesenzellarteriitis verzichtet, mit der Argumentation, es werde ohnehin Cortison zur Therapie verwendet.
Dies ist nicht immer eine zufriedenstellende Einstellung,

zumal es bei der medikamentösen Behandlung einen wesentlichen Unterschied gibt. Während nämlich bei der Polymyalgia durch die gleichzeitige Anwendung bestimmter alternativen Therapiemöglichkeiten die Cortisondosis oftmals geringer gewählt werden kann, ist dies bei der Reisenzellarteriitis und der Arteria temporalis bisweilen nicht möglich. Hier darf auch nicht unbedacht bleiben, dass die Folgeerscheinungen sehr dramatisch sein können.

Bei einer rechtzeitig durchgeführten Therapie kann bei den meisten Patienten eine vollständige Symptomfreiheit erreicht werden. Die Aussichten auf diesen Erfolg sind umso besser, je frühzeitiger die Erkrankung behandelt wird. Ein Therapieerfolg kann mithilfe der Entzündungsparameter dokumentiert werden. Bleibt eine Therapie aus, ist bei 30 % der Patienten mit einer Erblindung zu rechnen, auch bei dem nicht betroffenen Auge.

Warum dauert die richtige Diagnose oft so lange?

Ihren Ursprung hat die „Diagnose" in der griechischen Sprache, wo die Bezeichnung so viel bedeutet wie ‚*erkennen, erforschen, entscheiden*'. Und genau dies ist bei einer ärztlichen Untersuchung erforderlich, denn der Arzt muss erkennen, häufig auch erforschen und schließlich entscheiden, um was für ein Krankheitsbild es sich handelt. Doch so einfach, wie sich dies anhört, ist es bei weitem nicht und erst recht nicht bei der Polymyalgia.
Obwohl die heutige medizinische Landschaft in vielen Bereichen als sehr fortschrittlich gilt, so zeigt sich in der Praxis leider immer wieder, wie sehr es bei vielen Krankheitsbildern doch allzu oft noch an der richtigen Diagnose hapert. So ist es auch bei der Polymyalgia keine Seltenheit, dass die

Krankheit verkannt wird. Patienten gehen monatelang oder noch länger von einem Arzt zum nächsten, weil angeblich nichts zu finden ist oder jedenfalls nichts, was die auftretenden Symptome erklären könnte.

Die Erkennung dieses Krankheitsbildes erweist sich als besonders kompliziert, nicht zuletzt deshalb, weil das klinische Bild einerseits sehr variabel auftritt, aber auch, weil die auftretenden Symptome für zahlreiche andere Erkrankungen stehen können. Eine umfangreiche Differentialdiagnose, bei der andere Erkrankungen mit ähnlichen Symptomen ausgeschlossen werden können, sollte hier keinesfalls fehlen.

Erschwert wird die diagnostische Situation schließlich auch dadurch, dass viele Ärzte nicht mit dem Krankheitsbild der Polymyalgia vertraut sind, denn womöglich sind keine oder nur sehr wenige ihrer Patienten davon betroffen. Dass es jedoch auch Rheumatologen geben soll, die eine vorliegende Polymyalgia nicht diagnostizieren, wie leider immer wieder Fälle aus der Praxis zeigen, stimmt dann doch nachdenklich. Dabei kann schon die „Entstehungsgeschichte" der Erkrankung wichtige Aufschlüsse aufzeigen. Einerseits kann Polymyalgia sehr plötzlich auftreten, quasi über Nacht. Bei diesem akuten Krankheitsbeginn sind die Betroffenen am Tag zuvor noch wohlauf, gehen nichtsahnend zu Bett und wachen am nächsten Morgen mit starken Schmerzen in der Schulter, im Beckenbereich oder in den Oberschenkeln auf. Sie sind völlig ungelenk, versteift und nicht in der Lage, aufzustehen.

Andererseits kann sich die Polymyalgia auch über einen Zeitraum von mehreren Wochen entwickeln. Bei dieser langsamen Krankheitsentwicklung beginnen die Schmerzen häufig zunächst in nur einem Gelenk und breiten sich im Laufe der Zeit auf andere Körperbereiche aus.

Genaues Zuhören der Patientengeschichte in Verbindung mit einigen gezielten Fragen, gehört zu einer umfassenden Anamnese und kann schon die wesentlichen Weichen für die richtige Diagnose stellen. Obwohl die Polymyalgia nicht zu den seltenen Erkrankungen gehört, wird sie dennoch leider immer noch viel zu oft mit deutlicher Zeitverzögerung erkannt. Wenn es ganz schlecht läuft, dauert es bis zur richtigen Diagnose sogar viele Jahre.

Eine wertvolle Zeit, in der schon längst eine sinnvolle Therapie hätte einsetzen können. Es ist auch eine unnütze Zeit, in der die fehldiagnostizierten Patienten unnötiges Leid ertragen müssen. Denn eigentlich sind die Therapieaussichten der Polymyalgia grundsätzlich günstig, zumindest wenn sie rechtzeitig diagnostiziert und behandelt wird. Ziemlich schnell kann dann bei den meisten Betroffenen eine deutliche Schmerzreduzierung erreicht werden, wenngleich die vollständige Ausheilung der Erkrankung mitunter einige Jahre braucht.

Bleibt eine frühzeitige Diagnose jedoch aus, entsteht hierdurch ein unnötiger Leidensweg, bespikt mit vielen unliebsamen Erfahrungen, weil aufgrund der fehlenden Diagnose der Patient zunehmend verzweifelt, sich nicht ernst genommen fühlt und das Vertrauen in die medizinischen Möglichkeiten verliert. Besonders wenn das Krankheitsbild als Einbildung dargestellt wird, weil die bisherigen Diagnosemethoden unzureichend waren oder diese keine eindeutigen Befunde herbrachten, wird der Leidensdruck besonders groß.

Schließlich läuft man auch noch Gefahr, dass man mit unnötigen oder sogar kontraindizierten Therapiemaßnahmen überfrachtet wird. Wenn die eigentlich notwendige Schmerzmedikation ausbleibt und ungeachtet dessen trotzdem physiotherapeutische Übungen durchgeführt werden, kann dies mehr Schaden als Nutzen auslösen. Wird die Diagnose nach einem langen Irrweg endlich gestellt, dann erscheint sie für die Patienten oftmals wie eine große Erlösung. Endlich bekommen sie eine Bestätigung für ihre bislang unerklärlichen Symptome.

Abgesehen von den langen Odysseen gibt es natürlich auch Patienten, deren Krankengeschichten wesentlich positiver verlaufen, weil bei ihnen die Diagnose sehr frühzeitig gestellt wird. Dies sind meistens Patienten, die sehr eindeutige Symptome aufweisen und diejenigen, die einfach großes Glück haben, sehr schnell auf einen erfahrenen Polymyalgia-Therapeuten zu treffen.

Doch trotz allen Missmutes und aller Enttäuschung, die so manch ein Polymyalgia-Patient auf dem Weg bis zu seiner Diagnose erfährt, sollte nicht unbedacht bleiben, dass die meisten Ärzte nach ihrem besten Wissen und Gewissen arbeiten. Sie erleben die Polymyalgia nun mal nicht tagtäglich in ihrer Praxis, sodass sie weder mit dem Erscheinungsbild, noch mit den relevanten Diagnostikverfahren und den daraus hervorgehenden Therapien ausreichend vertraut sind.

Ein kleiner Trost vermag da sein, dass sich inzwischen immer mehr Ärzte aufgeschlossen zeigen und beispielsweise auch Anregungen von Patienten annehmen. Ein offenes Gespräch mit dem behandelnden Arzt ist somit auf jeden Fall nicht nur für den betroffenen, sondern auch für die zukünftigen Patienten von unschätzbarem Wert. Für sie erhöht sich die Wahrscheinlichkeit, dass ihr Leidensweg aufgrund der Erfahrungen anderer deutlich kürzer verlaufen kann.

Medikamentöse Behandlungsmöglichkeiten

Auch wenn sich die Behandlungsmöglichkeiten der Polymyalgia in den letzten Jahren gewandelt haben, so ist das Spektrum wirksamer Medikamente noch immer sehr überschaubar. Trotz der wenigen verfügbaren Medikamente, die bei der Polymyalgia in Frage kommen, gehört die Behandlung unbedingt in die Hände eines Rheumatologen, idealerweise sollte dieser über viel Erfahrung mit der Therapie von Polymyalgia verfügen.

Er weiß um die Schwierigkeiten, eine individuell passende Dosierung der Medikamente herauszufinden, ebenso kennt er die Gefahren der möglichen Nebenwirkungen und Langzeitfolgen. Somit kann er entsprechende prophylaktische Maßnahmen ergreifen und womöglich nicht nur dazu raten, bei der Cortisoneinnahme Calcium und Vitamin D einzunehmen, sondern er kann bereits vor Beginn der Therapie auch eine Knochendichtemessung empfehlen.

Nichtsteroidale Antirheumatika

Wenn die Schmerzen noch nicht sehr stark präsent sind, kann zunächst versucht werden, diese durch freiverkäufliche Medikamente zu lindern. So kann in sehr leichten Fällen der Polymyalgia mit sogenannten *nichtsteroidalen Antirheumatika* (NSAIDs) wie etwa Ibuprofen und Diclofenac behandelt werden. Derartige Präparate sind bis zu einer Dosierung von bis zu 400 mg pro Tablette frei verkäuflich. Die Wirksamkeit dieser entzündungshemmenden Medikamente beruht darauf, dass keine Prostaglandine mehr produziert werden und infolgedessen die Schmerzen nachlassen. Prostaglandine kommen in den meisten Organen im menschlichen Körper vor. Sie entstehen stets bei Entzündungen und reizen als Botenstoffe geschädigte Nervenenden. Ein großer Nachteil derartiger Medikamente besteht darin, dass ihre Wirksamkeit in der Regel nach einigen Stunden nachlässt. Um die Schmerzen dauerhaft unter Kontrolle zu bekommen, ist eine mehrmalige Einnahme über den Tag verteilt erforderlich.

Auch wenn diese Medikamente rezeptfrei in der Apotheke erhältlich sind, so heißt das nicht automatisch, dass sie auch nebenwirkungsfrei sind. Indem sie einen immensen Einfluss auf die Prostaglandine nehmen, können sich vielfältige Nebenwirkungen entwickeln. Am häufigsten treten Magenschmerzen und Darmprobleme auf, aber auch Leberschäden, Hautausschlag, Haarausfall und zahlreiche weitere können bei diesen Medikamenten entstehen.

Ein weiterer Nachteil der nichtsteroidalen Antirheumatika (NSAIDs) besteht darin, dass die Wirkung für die Mehrheit der Polymyalgia-Patienten nicht stark genug ist. Wenn mit diesen Medikamenten die Symptome nicht dauerhaft in den Griff zu bekommen sind, kommen in der Schulmedizin Cortison und Immunsuppressiva zum Einsatz.

Cortison

Die klassische Therapie bei der Polymyalgia besteht bei den meisten Polymyalgia-Patienten darin, Cortison zu verabreichen, ein Medikament, das einerseits als ein Allheilmittel gilt, aber dem andererseits nicht nur Positives nachgesagt wird. Die Bezeichnung „Cortison" bezieht sich auf den lateinischen Namen für „Nebennierenrinde", die im menschlichen Organismus für die Produktion von täglich bis zu 40 Milligramm Kortikoide (also Hydrocortison Cortisol) zuständig ist. Bei Cortison handelt es sich um ein natürlich vorkommendes Hormon, das jeder Mensch von Natur aus benötigt und im Körper als Baustein für das Hormon *Cortisol* vorhanden ist. In erster Linie sagt man dem Cortison entzündungshemmende Eigenschaften nach, aber es trägt auch dazu bei, die Immunreaktion des Körpers zu unterdrücken. Um dies zu erreichen, muss die verabreichte Dosis allerdings deutlich höher sein als die vom Körper produzierte.

Bei der Behandlung der Polymyalgia geht es beim Einsatz von Cortison vorrangig darum, die Entzündungsprozesse zu stoppen oder diese zumindest zu reduzieren und hierdurch das Fortschreiten der Erkrankung einzudämmen. Ziel dieses Medikamentes ist es, die Entzündungsprozesse zu stoppen oder sie zumindest zu reduzieren. Indem die Entzündungen gelindert werden, bewirkt der Einsatz von Cortison bei sehr vielen Polymyalgia-Patienten eine sehr rasche Linderung der Symptome, sodass die Gelenkschmerzen innerhalb weniger Stunden und Tage deutlich nachlassen oder sogar vollständig verschwinden.

Dieses oft auch als „Wundermittel" bezeichnete Medikament führt bei den meisten entzündlich bedingten Erkrankungen zu sehr schnellen und deutlichen Symptomverbesserungen. Dabei bilden sich nicht nur die Schmerzen sehr beeindruckend zurück, sondern auch die Beweglichkeit und das allgemeine Wohlbefinden bessern sich. Meistens dauert es nur wenige Stunden oder ein bis zwei Tage, bis sich diese Verbesserungen zeigen. Bei derart schnellen Erfolgen vergisst man allerdings sehr leicht, dass das Cortison zwar die Symptome lindert und die Entzündung bekämpft, aber dies noch lange nicht besagt, dass es die Polymyalgia tatsächlich auch heilt. Dass die Erkrankung weiterhin bestehen bleibt und das Cortison rein symptomatisch wirkt, zeigt sich allzu oft bei Patienten, die aus lauter Freude heraus das Cortison eigenmächtig absetzen und kurz darauf in aller Deutlichkeit ihr „blaues Wunder" erleben, indem die altbekannten Symptome in Form eines Rückfalls wieder auf der Bildfläche erscheinen. Die erforderliche Behandlungsdauer beträgt in der Regel mehrere Jahre, wenngleich einige Therapeuten davon ausgehen, dass ein Jahr ausreichen würde.

Die Erfahrung zeigt jedoch, dass dieser Zeitrahmen für die meisten Patienten zu kurz gefasst ist, und für einen dauerhaften Behandlungserfolg oftmals eine mehrjährige medikamentöse Therapie erforderlich ist, um die Entzündungen vollständig zurückzubilden und in Schach zu halten. Eine derart lang gefasste Therapiedauer hat in der Regel auch eine Kehrseite der Medaille. Denn so sehr die effektive Wirkungsweise des Cortisons seit vielen Jahren bekannt ist, so sehr weiß man auch um die oftmals damit einhergehenden gravierenden Nebenwirkungen. Während bei kurzfristigen Cortison-Verabreichungen in der Regel keine oder nur geringfügige Nebenwirkungen auftreten, müssen diese bei länger andauernden Therapien unbedingt einkalkuliert werden.

Allen voran sind dies eine extreme Verringerung der körpereigenen Abwehreigenschaften, eine enorme Gewichtszunahme sowie ein erhöhtes Diabetes- und Osteoporose-Risiko. Somit muss die Anwendung von Cortison immer gründlich abgewogen werden und eine Verhältnismäßigkeit aufweisen. Wenn die Symptome nur sehr leicht sind, rechtfertigen sie in der Regel noch keine Cortisonbehandlung. Grundsatz der Cortisonbehandlung sollte immer sein, die Behandlung so rechtzeitig wie möglich, aber dennoch nicht zu früh zu beginnen. Dabei muss die Dosierung angemessen gewählt werden, also nicht zu niedrig, aber auch nicht zu hoch. Denn ob es tatsächlich zu Nebenwirkungen kommt, ist auch von der verabreichten Dosierung abhängig. Wenn die Menge lediglich so hoch ist wie diejenige, die der menschliche Körper ohnehin üblicherweise produziert, halten sich die zu erwartenden Nebenwirkungen in Grenzen. Dies wird darauf zurückgeführt, dass der Körper die eigene Cortisonproduktion sogar herunterfährt. Je höher jedoch die tägliche Dosis ist und je länger die Medikation andauert, umso mehr steigt das Risiko, dass tatsächlich Nebenwirkungen auftreten.

Wenn eine Cortisonbehandlung in Betracht kommt, richten sich die Dosierung und die Einnahmedauer immer nach der zugrundeliegenden Indikation. Bei Polymyalgia ist davon auszugehen, dass die Einnahme längerfristig erfolgt und sogar mehrere Jahre betragen kann. Meistens wird die Dosierung mittel bis hoch gewählt, manchmal beginnt man auch mit einer sogenannten *Stoßtherapie*, bei der in den ersten Therapietagen besonders hohe Mengen verabreicht werden.

In diesem Punkt gehen die Meinungen jedoch auseinander. So waren vor einigen Jahren hohe Dosierungen bei der Polymyalgia-Behandlung an der Tagesordnung, wohingegen man heute meint, bessere Erfolge erzielen zu können, wenn man mit niedrigen Mengen beginnt und diese dafür über einen langen Zeitraum über mehrere Jahre hinweg verordnet und dann erst langsam ausschleicht. Ein heutzutage gängiges Einnahmeschema empfiehlt eine beginnende Tagesdosis von 15 mg Cortison. Diese Menge wird ca. 3 Wochen lang beibehalten. Danach erfolgt eine stufenweise Reduzierung in Schritten von 1 bis 2 mg, bis schließlich nach ein bis zwei Jahren die Dosierung bei 0 mg angekommen ist. Dies ist ein allgemein gültiges Schema, das natürlich entsprechend an die jeweiligen individuellen Umstände angepasst werden muss. Einige Fachleute halten diese Dosis allerdings für viel zu gering und beginnen mit Mengen, die bei 50 mg und mehr pro Tag liegen. Dies zeigt die große Uneinigkeit, die bei der Behandlung der Polymyalgia besteht, aber es macht auch deutlich, dass man sich möglichst an einen mit Polymyalgia erfahrenen Rheumatologen wenden sollte. In einem Punkt allerdings scheint weitestgehend Einigkeit zu bestehen, nämlich dass eine Cortisontherapie bei der Polymyalgia keine kurzfristige Angelegenheit ist.

Ebenso einig ist man sich, dass die Einnahme nicht abrupt abgebrochen werden darf, selbst wenn die Symptome sich deutlich verbessert haben. Auch wenn nur relativ geringe Dosierungen verwendet werden, darf die Reduzierung nur langsam und schrittweise erfolgen. Zu bedenken ist auch, dass es einige Patienten gibt, bei denen sogar eine lebenslange Behandlung mit Cortison erforderlich ist.

Da bei der Polymyalgie die Wirkung des Cortisons bei vielen Patienten sehr schnell einsetzt, ist es für die Betroffenen sehr verlockend, die Einnahme eigenmächtig sehr zügig zu reduzieren oder zu beenden. Allerdings muss sich der Körper sehr langsam an etwaige Veränderungen gewöhnen und sich an diese anpassen.

Speziell kommt bei der Polymyalgia hinzu, dass diese Vorgehensweise ein sehr großes Risiko birgt, indem ein Krankheitsrückfall eintreten kann. Dieses Phänomen ist erfahrenen Therapeuten längst bekannt, deswegen weisen sie ihre Patienten nicht ohne Grund sehr deutlich auf diese Stolperfalle hin. Um die allseits gefürchteten Nebenwirkungen in Schach zu halten, gibt es heutzutage sehr effektive

Möglichkeiten. Hier bieten sich einige Methoden aus der Naturheilkunde an, die in diesem Buch in mehreren Kapiteln ausführlich beschrieben werden und die häufig eine reduzierte Cortisonverabreichung zulassen und in Kombination zum Cortison eingesetzt werden.

Immununterdrückende Medikamente (Immunsuppressiva)

Nicht jeder Patient kann mit Cortison behandelt werden, wie etwa Diabetiker und Personen mit einer bereits bestehenden Osteoporose. In diesen Fällen oder wenn Cortison nur in sehr niedrigen Dosierungen zur Behandlung der Polymyalgia möglich ist, oder sich der erhoffte Behandlungserfolg auch durch hohe Cortisongaben nicht einstellt, kommt sehr häufig ein anderes immununterdrückendes Medikament zum Einsatz. Auch um die gefürchteten langfristigen Nebenwirkungen des Cortisons zu vermeiden, indem nur eine niedrige Cortisondosierung gewählt wird, ist für viele Ärzte Anlass für die Verordnung von Immunsuppressiva.

Wie der Name schon vermuten lässt, bezwecken immununterdrückende Medikamente eine Unterdrückung des Immunsystems. Ihr Haupteinsatzgebiet betrifft die Behandlung von Autoimmunerkrankungen, zu denen auch die Polymyalgia gezählt wird und bei denen ein aus schulmedizinischer Sicht erklärtes Therapieziel darin besteht, die Körperabwehr völlig auszuschalten. So hilfreich wie die Immunsuppressiva auf der einen Seite sind, so gefährlich können sie andererseits sein. So kommt es durch diese Medikamente sehr oft zu einer deutlich erhöhten Infektanfälligkeit, was nicht verwunderlich ist, weil ja die Körperabwehr ausgeschaltet ist. Dieser Aspekt sollte dem Patienten deutlich gemacht werden, denn nur dann kann er für sich entscheiden, ob er Immunsuppressiva in sein

Behandlungskonzept einfließen lassen möchte oder nicht. Letztendlich liegt es aber auch immer im Ermessen des Arztes, inwieweit er Immunsuppressiva verordnet, ob in Kombination mit einer niedrigeren Cortisondosierung oder auch als Einzelsubstanz. Hierbei sollte er natürlich immer die gesamte gesundheitliche Situation, sowie die spezifischen Bedürfnisse und Wünsche des Patienten berücksichtigen.

Bei der Festlegung der Medikamente und deren Dosierung sollte auch eine Nutzen-Risiko-Abwägung erfolgen. Dabei werden die vorhandenen Symptome mit den möglichen Nebenwirkungen und Langzeitfolgen abgewogen. Steht das Risiko der medikamentös bedingten Nebenwirkungen also wirklich im Verhältnis zu den derzeitigen Beschwerden, oder wird womöglich mit „Kanonen auf Spatzen geschossen"? Hier gilt immer die Prämisse: *So wenig wie möglich, aber so viel wie nötig.* Wenn die Immunsuppressiva problemlos vertragen werden, können sie nach jetzigem Wissensstand langfristig eingenommen, sogar mehrere Jahrzehnte lang. Zu den häufigsten verwendeten immununterdrückenden Medikamenten gehören Präparate wie Methotrexat, Azathioprin, Chloroquin und Mycophenolate.

Methotrexat

Hauptsächlich kennt man Methotrexat durch die Behandlung von schwerwiegenden Erkrankungen wie Krebs, da es in der Lage ist, das Zellwachstum zu hemmen. Doch inzwischen wird es in niedrigeren Dosierungen auch häufig bei anderen Krankheitsbildern eingesetzt. Hauptsächlich sind dies Erkrankungen, die mit Entzündungsprozessen einhergehen, wie eben die Polymyalgia und andere rheumatische Erkrankungen, aber auch bei Schuppenflechte (Psoriasis), Morbus

Crohn, Colitis ulcerosa und Sarkoidose wird es inzwischen verwendet. Bei der Polymyalgia geht es vorrangig darum, die eigentlich hohen Cortisondosierungen durch die Verabreichung von Methotrexat reduzieren zu können. Die Studienlage von Methotrexat bezüglich der Cortisoneinsparung erscheint zwar uneinheitlich, sodass einige Ergebnisse deutliche Reduzierungen der Cortisonmedikamente aufzeigen, andere Studien jedoch keinerlei Einsparpotential hervorbrachten. Dennoch hat sich Methotrexat als ein probates Mittel in der Standardtherapie bei Polymyalgia etabliert. Unerwünschte Nebenwirkungen von Methotrexat lassen sich häufig durch die Einnahme von Folsäure vermeiden oder zumindest reduzieren.

Cortison kritisch betrachtet

Im Zuge der stetig zunehmenden Aufklärung der Patienten und des nicht ganz zu Unrecht in Verruf geratenen vorschnell und kritiklos eingesetzten Cortisons, ist in den letzten Jahren die Skepsis gegenüber diesem „Allheilmittel" ständig größer geworden. So akzeptieren nicht nur viele Patienten die Einnahme von Cortison nur recht zögerlich, denn wie die meisten Medikamente, so bergen auch Cortisonpräparate gravierende Nebenwirkungen.

Gäbe es eine Liste, auf der besonders in Verruf geratene Medikamente aufgeführt würden, so wäre Cortison sicherlich darauf zu finden. Ohne Zweifel gehört dieses Medikament zu jenen, die nicht nur gefürchtete Nebenwirkungen mit sich bringen können, sondern auch zu denen, die oftmals viel zu leichtfertig verordnet werden. Cortison hat sich in der Schulmedizin als ein sogenanntes „Allheilmittel" etabliert und wird auch dann schon eingesetzt, wenn die auftretenden

Symptome dies noch gar nicht unbedingt rechtfertigen. Dabei sind die möglichen Nebenwirkungen des Cortisons keine Kleinigkeiten, sodass der jeweilige Nutzen im Vorfeld gründlich abgewogen werden muss.

Die Nebenwirkungen beschränken sich nicht nur auf kurzfristig auftretende Symptome wie eine deutliche Gewichtszunahme, Wassereinlagerungen (Ödeme), das typische Cortison-Mondgesicht, Stimmungsschwankungen, Bluthochdruck, eine erhöhte Neigung zu Blutgerinnseln (Thrombosen), Schlafstörungen, Akne, häufiges Verlangen nach Essen; sondern betreffen auch so elementar wichtige Funktionen wie das Immunsystem, das durch die Cortisoneinnahme massiv unterdrückt wird und somit vielen weiteren Erkrankungen Tür und Tor öffnet.

Darüber hinaus ist auch die Gefahr von langfristigen Folgeschäden gegeben wie Hautverdünnungen, Hautschädigungen, Diabetes, Magengeschwüren und Beeinträchtigungen der Augen wie dem Grünen Star (Glaukom) und Grauen Star (Katarakt). Besonders gefürchtet wird der durch Cortison einsetzende Knochenschwund, der als *Osteoporose* bekannt ist. Die Osteoporose entsteht, wenn kein Gleichgewicht zwischen Knochenaufbau und -abbau besteht.

Cortison führt dazu, dass die sogenannten knochenaufbauenden Osteoblasten beeinträchtigt werden, sodass sich bei einer langfristigen Cortisoneinnahme die Knochendichte bedrohlich reduzieren kann. Infolgedessen werden die Knochen wesentlich dünner, sodass sich das Risiko, Knochenbrüche zu erleiden, dramatisch erhöht. Somit ist nachvollziehbar, dass im Zusammenhang mit Cortison die Osteoporose zu den gefürchtetsten Nebenwirkungen gehört.

Während sich die kurzfristig entstehenden Nebenwirkungen sehr häufig wieder vollständig zurückbilden, sobald die Cortisonbehandlung beendet wird, lassen sich die langfristigen Folgeschäden oftmals nicht revidieren. Insbesondere betrifft dies die Augenerkrankungen, Diabetes und Osteoporose. Bei all diesen negativen Aspekten, die Cortison im Schlepptau mit sich bringt, darf jedoch nicht unbedacht bleiben, dass es Krankheitsbilder gibt, bei denen zum Cortison kaum oder gar keine Alternativen existieren und die Verabreichung in einigen Fällen sogar lebensrettend ist.

Bislang gehört die Polymyalgia dazu. Bei diesem Krankheitsbild ist das Cortison in der Lage, die auftretenden Symptome deutlich zu unterdrücken und den Patienten somit eine wesentlich bessere Lebensqualität zu verschaffen. Eine Unterdrückung von Symptomen bewirkt jedoch keine Heilung. Dies ist ein Trugschluss, dem sich die meisten Patienten jedoch nicht bewusst sind. Sobald sich durch die Cortisoneinnahme die Symptome deutlich verbessern, neigen viele Patienten dazu, das Cortison eigenmächtig zu reduzieren oder sogar komplett abzusetzen. Hiervor muss unbedingt gewarnt werden, denn unbedachte Dosierungsveränderungen können ungeahnte Folgen mit sich bringen.

Besser leben mit Cortison

Damit das Cortison nicht zwangsläufig die geschilderten Nebenwirkungen mit sich bringt oder man diese zumindest einschränken kann, sind die folgenden Verhaltensweisen sehr hilfreich. Wenn diese ergriffen werden, und zudem die Dosierung des Cortisons richtig gewählt wird, sollte der Nutzen der Behandlung größer sein als die möglicherweise auftretenden Nebenwirkungen.

1. Die unerwünschte Gewichtszunahme lässt sich am effektivsten durch eine gezielte Ernährungsumstellung kontrollieren. Wichtig ist die Reduzierung von gesättigten Fettsäuren, Zucker und rotem Fleisch, ohnehin drei Lebensmittel, die bei Polymyalgia vom Speiseplan gestrichen werden sollten. Darüber hinaus sollte man sich salzarm ernähren. Regelmäßiges Wiegen und das Überwachen der täglichen Kalorienzufuhr helfen dabei, das Gewicht im Auge zu behalten und rechtzeitig gegensteuern zu können. Lesen Sie auch das Kapitel „Gewichtsmanagement".

2. Fragen Sie Ihren Arzt, ob die Dosierung eventuell auf einen Zwei-Tages-Rhythmus gesetzt werden kann, sodass das Cortison nur jeden zweiten Tag eingenommen wird. Die Wirksamkeit sollte aber keinesfalls schlechter ausfallen als bei einer täglichen Einnahme.

3. Um die Nebenwirkungen in Grenzen zu halten oder sie möglicherweise sogar ganz zu vermeiden, ist eine zusätzliche Einnahme von Vitamin C, D und Calcium sinnvoll. Insbesondere zur Vermeidung der gefürchteten Osteoporose sind diese beiden Substanzen unbedingt notwendig. Die tägliche Einnahme von Vitamin D sollte mindestens 1.000 Einheiten betragen.

4. Eine Cortisoneinnahme führt zu einer verminderten Aktivität der Nebennierenrinde, was sich als *Nebenniereninsuffizienz* zeigen kann. Demzufolge produziert die Nebennierenrinde weniger Cortisol, sodass der Körper eine verringerte Fähigkeit besitzt, auf Stresssituationen angemessen zu reagieren, was sich unter anderem durch einen Blutdruckabfall äußert. Bis die körpereigene Cortisolproduktion wieder auf dem ursprünglichen Niveau läuft, kann bis zu einem Jahr nach Beendigung der Cortisonmedikation vergehen. Sollten in dieser Zeit besonders stressbelastete Situationen auftreten wie etwa eine starke Infektion, Operation oder Zahnbehandlung, sollte der behandelnde Arzt auf die zuvor erfolgte Cortisonbehandlung hingewiesen werden.

5. Regelmäßig durchgeführte Kontrolluntersuchungen wie die Überwachung des Blutdrucks, der Sehkraft, der Lungenfunktion und insbesondere der Knochendichte sind wichtig, um rechtzeitig eventuell auftretende körperliche Beeinträchtigungen feststellen zu können.

6. Ein plötzliches Absetzen des Cortisons sollte unbedingt unterbleiben, weil dies unkalkulierbare Risiken mit sich bringt, die sogar schlimmer sein können als die cortisonbedingten Nebenwirkungen. Auch unangenehme Entzugserscheinungen können auftreten wie Gelenkschmerzen, Müdigkeit, Muskelverspannungen und sogar Fieber. Hier wird es schwierig, die Symptome von denen der Erkrankung abzugrenzen. Anpassungen der Cortisondosierungen müssen immer langsam in kleinen Schritten erfolgen.

7. Cortison führt zu einem erhöhten Risiko von Magen-und Darmgeschwüren, insbesondere dann, wenn es zusammen mit *nichtsteroidalen Antirheumatika* eingenommen wird. Um dieses Risiko zu reduzieren, sollte das Cortison nach einer Hauptmahlzeit eingenommen werden. Auch ein magensäurehemmendes Präparat kann hier sinnvoll sein. Wenn schwarzer Stuhlgang oder starke anhaltende Bauchschmerzen auftreten, ist sofort ein Arzt zu kontaktieren.

Gewichtsmanagement

Schon beim ersten Gedanken an Cortison kommt im selben Augenblick der nächste auf, der besagt, dass bei derartigen Medikamenten mit einer starken Gewichtszunahme zu rechnen ist. Wer kennt sie nicht, diese Bilder von Freunden und Bekannten, die während einer Cortisontherapie aufgegangen sind wie ein Hefekuchen, ein Vollmondgesicht bekommen, dazu einen aufgeblasen wirkenden Bauch und einen kräftigen „Stiernacken". Der ganze Körper sieht aus wie aufgeschwemmt. Das sind keine Bilder, wie wir sie nur aus der Vergangenheit in Zusammenhang mit Cortison kennen, sondern auch die heutigen Medikamente bringen die unerwünschte Gewichtszunahme leider allzu oft noch mit sich.

Insbesondere bei einer langfristig angelegten Cortisontherapie ist es kein leichtes Unterfangen, eine Gewichtszunahme gänzlich zu verhindern. Aber gerade bei einer Langzeittherapie, wie sie meistens bei der Polymyalgia erfolgt, sollte das Gewichtsmanagement einen wesentlichen Bestandteil in dem Behandlungskonzept einnehmen. Zurückgeführt wird die Gewichtszunahme insbesondere auf die Salzausscheidung, die durch das Cortison unterdrückt wird und infolgedessen Wassereinlagerungen mit Ödembildung entstehen. Hinzukommen aber auch Fetteinlagerungen sowie ein erhöhter Blutzuckerspiegel, der ein gesteigertes Hungergefühl nach sich zieht.

Allen voran sollten die Wassereinlagerungen weitestgehend vermieden werden. Hierfür eignen sich regelmäßige Lymphdrainagen und andere Maßnahmen, die zu einer Entwässerung führen. Einige Ärzte verordnen hierzu Entwässerungsmedikamente, die jedoch bedenklich in den Wasserhaushalt eingreifen, zu Mangelerscheinungen von Mineralien und Spurenelementen führen können und eine Belastung für die Nieren sind. Eine weniger drastische Maßnahme besteht durch das Trinken von entwässernden und nierenunterstützenden Teesorten wie etwa Brennesseltee.

Besser als die Wassereinlagerungen beseitigen zu müssen, ist es jedoch, zu vermeiden, dass diese überhaupt erst entstehen. Hier kann besonders das Essverhalten einen wesentlichen Beitrag leisten, indem der Salzkonsum stark eingeschränkt wird. Dies ist durch verschiedene Maßnahmen machbar, sei es, dass man von vornherein salzarme Mahlzeiten auswählt oder dass man anstatt des handelsüblichen Salzes Kombinationsprodukte kauft, die neben dem Salz auch Kräuter enthalten. Besser noch wäre es, völlig auf Salz zu verzichten und auf reine Kräuterprodukte auszuweichen. Frische Kräuter wie Schnittlauch, Petersilie, Basilikum etc., aber auch Sojasoße führen automatisch zu einem reduzierten Salzverlangen.

Um den Blutzuckerspiegel unter Kontrolle zu bekommen, sollte der Verzehr von einfachen Kohlenhydraten wie insbesondere Zucker und Weißmehl auf ein Minimum reduziert werden, weil diese zu einem plötzlichen Anstieg des

Blutzuckerspiegels führen. Stattdessen sollte man Lebensmitteln mit einem niedrigen glykämischen Index den Vorzug geben, wie fructosearmem Obst und Gemüse und Vollkornprodukten. Außerdem sorgen die hierin enthaltenen Ballaststoffe für ein länger anhaltendes Sättigungsgefühl. Fleisch verfügt zwar auch über einen niedrigen glykämischen Index, hier ist jedoch trotzdem nur ein geringer Verzehr zu empfehlen, weil Fleisch die gefürchtete *Arachidonsäure* enthält, die bekanntermaßen die Entzündungsprozesse im Körper anheizt.

Darüber hinaus kann man auch durch die Getränkewahl einen großen Einfluss auf den Blutzuckerspiegel nehmen. Mit Zucker oder Honig gesüßter Kaffee oder Tee sollte der Vergangenheit angehören, ebenso wie süße Softdrinks wie Limonade, Cola und süße Fruchtsäfte aufgrund ihres hohen Fructosegehaltes. Überhaupt sollte der Verzehr von fructosehaltigen Lebensmitteln auf ein Minimum beschränkt werden, weil die Zuckerart Fructose den Blutzuckerspiegel ungünstig beeinflusst und somit die Nahrungsaufnahme automatisch erhöht. Die täglich benötigte Kalorienzufuhr beträgt bei den meisten gesunden Erwachsenen zwischen 2.000 und 3.000 Kalorien. Allerdings sind hier individuelle Gegebenheiten zu berücksichtigen, denn Personen mit einer geringeren Körpergröße oder mit wenig Bewegung benötigen weniger Kalorien als andere. Auch das Geschlecht spielt eine wichtige Rolle, denn Frauen benötigen deutlich weniger Kalorien als Männer.

Wenn die Kalorienmenge dem täglichen Aktivitätsniveau entspricht und somit die zugeführten Kalorien auch verbrannt werden, wird sich das Gewicht auch bei der Cortisoneinnahme nicht bei allen Personen verändern. Dennoch ist es empfehlenswert, während der Medikation die gesamte Kalorienzufuhr etwas einzuschränken. Das bedeutet jedoch nicht, komplette Mahlzeiten ausfallen zu lassen, sondern vielmehr das Essen kalorienreduzierter zu gestalten und das mit mehreren kleinen Mahlzeiten anstatt 3 großen. Lässt man hingegen Mahlzeiten ausfallen, rächt sich dies vielmehr, als dass es helfen würde. Denn der hierdurch aufgrund des niedrigen Blutzuckerspiegels erzeugte Heißhunger führt dazu, dass man die zuvor vermiedenen Kalorien ruckzuck wieder nachholt, und der zuvor ausgeübte Verzicht dann völlig für die Katz war.

Um einen genauen Überblick über die Ernährungsgewohnheiten zu bekommen, lohnt sich das Führen eines Ernährungstagebuches. Dabei müssen nicht unbedingt die einzelnen Kalorien aufgeführt werden, sondern es geht eher darum, überhaupt ein Gefühl dafür zu bekommen, was man über den ganzen Tag verteilt eigentlich zu sich nimmt.
Erstaunlicherweise gesellen sich dann nämlich zu den Hauptmahlzeiten meistens auch noch viele Naschereien hinzu, die einem sonst gar nicht bewusst sind, aber die doch oft sehr kalorienintensiv sind und die Gesamtrechnung am Ende des Tages ziemlich negativ erscheinen lassen. Wer sich noch nie zuvor mit Ernährungsthemen befasst hat, kann hier jedoch schnell überfordert sein, sodass es hier sinnvoll ist, sich von einem Ernährungsberater begleiten zu lassen.

Neben der cortisonbedingten Gewichtszunahme kommt bei der Polymyalgia bei vielen Patienten auch das Problem der eingeschränkten Beweglichkeit hinzu, was unweigerlich auch dazu beitragen kann, dass das Gewicht außer Kontrolle gerät. Es ist nachvollziehbar, dass aufgrund der Schmerzen und Steifigkeit, aber auch wegen der starken Müdigkeit die körperliche Bewegung am liebsten auf ein absolutes Minimum reduziert wird. Doch zwangsläufig werden hierdurch auch weniger Kalorien verbrannt, sodass bei einem unveränderten Essverhalten die Kilos automatisch täglich mehr werden. Krankheitsbedingt sind bei vielen Polymyalgia-Patienten die sportlichen Möglichkeiten deutlich eingeschränkt, dennoch bedeutet das nicht, dass man per sé keinen Sport mehr betreiben kann. Unter Berücksichtigung der persönlichen Einschränkungen, können mithilfe eines Physiotherapeuten die jeweiligen Möglichkeiten herausgefiltert werden. Lesen Sie hierzu das Kapitel „Sport und Bewegung – geht das?"

Es gibt bezüglich des Gewichtsmanagements allerdings auch positive Nachrichten, denn sobald die tägliche Dosierung unter 10 mg liegt, lässt der gesteigerte Appetit wieder nach, und auch die Wasseransammlungen nehmen ab.
Somit lässt sich die Gewichtszunahme spätestens nach Beendigung der Cortisonmedikation bei vielen Patienten fast von allein wieder rückgängig machen, auch wenn sich dieser Effekt nicht immer sofort und schnell einstellen mag. Aber ohnehin ist eine langsame und stetige Gewichtsabnahme immer die gesündere Variante.

Physiotherapie

Die Physiotherapie nimmt bei der Behandlung der Polymyalgia einen wichtigen Stellenwert ein, wobei hier weniger die Schmerzlinderung im Vordergrund steht als vielmehr die Verbesserung der Beweglichkeit, der Muskelaufbau und Koordination, um einer fortschreitenden Immobilität und einer erhöhten Sturzgefahr entgegenzuwirken. Hier fließt auch der Aspekt ein, dass Polymyalgia-Patienten aufgrund ihrer Schmerzen oftmals dazu neigen, bestimmte Bewegungen völlig zu vermeiden, wodurch sich wiederum andere gesundheitliche Probleme herausbilden und sich andernorts Muskelschwächen entwickeln. Die Physiotherapie ist sehr vielseitig und setzt sich oft aus vielen unterschiedlichen Bausteinen, Techniken und Anwendungen zusammen. Welche davon in Betracht kommen, hängt von dem jeweiligen Krankheitsstadium ab und noch mehr von der individuellen Situation. Wie belastbar ist der Patient? Was ist ihm zuzumuten, was bedeutet für ihn eine Überforderung?

Eine Behandlung nach „Schema F" ist bei der Polymyalgia nicht zielführend, denn die körperlichen Beeinträchtigungen treten sehr individuell in Erscheinung und müssen dementsprechend behandelt werden. Wenn etwa bestimmte Übungen aufgrund des Gesundheitszustandes nicht möglich sind, dann sollten stattdessen andere schmerzfreie Trainingseinheiten erfolgen. Dabei sollten sich die Übungen an den persönlichen Bedürfnissen, aber auch an dem jeweiligen Leistungsvermögen orientieren, sodass der Patient nicht überstrapaziert wird. Wird dieser Aspekt vernachlässigt, droht schnell ein Motivationsverlust, bei dem die Gefahr besteht, dass der Patient die Behandlung frühzeitig beendet.

Wenn jedoch positive Erfahrungen mit den therapeutischen Übungen gemacht werden, der Patient Erfolge erkennen kann und weitere Behandlungsziele vor Augen hat, dann erhöht das den Ansporn, sodass die regelmäßigen Übungen eher beibehalten werden, was für den Behandlungserfolg von entscheidender Bedeutung ist. Neben den klassischen physiotherapeutischen Übungen wird der Therapeut auch gegebenenfalls Trainingseinheiten einbauen, die bei der Erledigung alltäglicher Aufgaben unterstützen, um weitestgehend eine Selbständigkeit wiederherzustellen oder aufrechtzuerhalten. Welche Übungen hier in Betracht kommen, hängt von der Ausprägung der Erkrankung ab. Wenn beispielsweise eine Gangunsicherheit vorhanden ist und somit ein erhöhtes Sturzrisiko besteht, ist es für den Patienten wichtig, dass er gemeinsam mit seinem Therapeuten das Auf- und Abgehen von Treppen trainiert. Auch wenn hinlänglich bekannt ist, dass die Physiotherapie bei der Polymyalgia sehr effektiv den Gesundungsprozess unterstützt, ist die Therapiedauer seitens der Krankenkassen meistens zeitlich begrenzt. Somit ist es wichtig, dass die Patienten bereits während der aktiven Therapiephase in die Lage versetzt werden, eigenständige Übungen zu lernen, die sie auch ohne eine Anleitung eines Therapeuten zuhause durchführen können.

Obwohl die Physiotherapie nicht in der Lage ist, die Polymyalgia zu heilen, so leistet sie dennoch einen wichtigen Beitrag auf dem Weg zu mehr Gesundheit und nimmt eine wesentliche Schlüsselrolle im gesamten Behandlungskonzept ein. Entsprechend wichtig ist es, einen fachlich sehr kompetenten Therapeuten zu finden, der schon Erfahrungen mit Polymyalgia gemacht hat. So weiß er um die Tücken und besonderen Herausforderungen dieses Krankheitsbildes und kann die jeweils sinnvollsten Techniken und Anwendungen einsetzen, die in Verbindung mit den anderen Therapiemaßnahmen möglichst einen maximalen Heilungserfolg herbeiführen.

Möglichkeiten der Naturheilkunde

Wenn es um die schulmedizinischen Behandlungsmöglichkeiten der Polymyalgia geht, so stößt man hier sehr schnell an die Grenzen, denn außer der Verabreichung von Cortison und Immunsuppressiva sowie der Physiotherapie hat sie keine weiteren Optionen aufzuweisen. Hinzu kommt, dass die Cortisoneinnahme sehr langfristig und mitunter sogar über mehrere Jahre hinweg erfolgen muss, damit sich der erwünschte Behandlungserfolg überhaupt einstellt. Doch die hiermit einhergehenden Nebenwirkungen, die zu ernsthaften Langzeitschäden führen können, bewirken; dass diese Therapieform von den Patienten höchst unterschiedlich akzeptiert wird und stets ein mulmiges Gefühl mit sich bringt.

Es ist daher nachvollziehbar, dass sich viele besorgte Patienten auf die Suche nach alternativen Behandlungsformen machen, die ergänzend oder anstatt der schulmedizinischen Möglichkeiten eingesetzt werden können. Wer sich erstmals mit alternativen Behandlungsmöglichkeiten beschäftigt, wird von einem riesigen und unüberschaubaren Angebotsspektrum geradezu erschlagen.

Verständlich, dass man sich dann schnell überfordert fühlt und nicht weiß, welchen der vielen Angebote man wirklich trauen kann. Was also hilft tatsächlich? Gibt es eventuell wissenschaftliche Studien? Was sagen die Erfahrungen anderer Betroffener? Und was ist möglicherweise sogar schädlich? Nicht weniger wichtig ist schließlich auch die Frage, inwieweit sich die Methode mit der schulmedizinischen Behandlung vereinbaren lässt.

Bei der Naturheilkunde gilt es zu beachten, dass es für viele Behandlungsverfahren keine oder nur sehr wenige fundierte wissenschaftliche Beweise über ihre Wirksamkeit gibt. Dies hat in den meisten Fällen ganz einfach wirtschaftliche Gründe, weil viele der hier verwendeten Substanzen natürlichen Ursprungs sind und somit für die Unternehmen nicht patentierbar. Die Wirtschaftlichkeit entsprechender Präparate ist dementsprechend weitaus geringer als bei synthetisch hergestellten Produkten, wie sie die meisten Pharmaunternehmen einsetzen. Hier liegen ganz andere Gewinnmargen zugrunde, auf deren Basis sich logischerweise auch teure Studien durchführen lassen, deren Ergebnisse allerdings aber auch nicht immer ganz vorbehaltlos geglaubt werden können.

Somit sind die Hersteller von Produkten mit natürlichen Inhaltsstoffen hauptsächlich auf Erfahrungen angewiesen. Dies muss nicht zwangsläufig negativ sein, wenn man bedenkt, dass viele dieser Substanzen schon seit vielen Jahrhunderten oder sogar Jahrtausenden erfolgreich verwendet werden.

Somit wird die Naturheilkunde auch nicht ohne Grund als „Erfahrungsmedizin" bezeichnet, zumal viele der hier angesiedelten Therapiemöglichkeiten auf alten Traditionen und unzähligen Erfahrungsberichten basieren. Verglichen hiermit, erscheint die Schulmedizin als ein geradezu „junges Pflänzchen", hat sie ihren Ursprung doch erst im letzten Jahrhundert und ist somit gerade mal etwas älter als 100 Jahre. Auch wenn man sich in der Naturheilkunde sehr stark an Erfahrungen orientiert und man nicht immer exakt erklären kann, warum bei welcher Substanz welche Wirkung eintritt, zeigt die Praxis, dass sich oft ganz erstaunliche Symptomverbesserungen einstellen. Darüber hinaus ist es häufig auch möglich, die Nebenwirkungen der klassischen Medikamente und/oder deren Dosierung zu verringern. In der Regel erfolgt die Verwendung natürlicher Heilmittel als eine *flankierende Maßnahme* der schulmedizinischen Therapie, bei der Polymyalgia also ergänzend zum Cortison.

Im Vergleich zur Schulmedizin ist die Naturheilkunde zwar die deutlich sanftere Herangehensweise, dennoch darf nicht unbedacht bleiben, dass auch hierbei durchaus Nebenwirkungen und auch Wechselwirkungen mit anderen Präparaten auftreten können. Und es ist auch kein Geheimnis, dass es hier einige Therapieangebote gibt, deren Nutzen angezweifelt werden dürfen.

Bevor man mit naturheilkundlichen Anwendungen beginnt, sollte man sich darüber bewusst sein, dass diese in aller Regel sehr langsame Veränderungen auslösen. Während wir in der Schulmedizin gewohnt sind, dass Schnellreaktionen eintreten, indem etwa eine Schmerztablette eingeworfen wird und innerhalb einer halben Stunde die Schmerzen verschwunden sind, dauert der Genesungsprozess bei naturheilkundlichen Anwendungen meistens länger. Dieser Effekt zeigt den wesentlichen Unterschied zwischen der Wirksamkeit beider medizinischer Ausrichtungen. Während wir bei der Schulmedizin eher von einer symptomorientierten Behandlung sprechen, agiert die Naturheilkunde ursächlicher.

Die Naturheilkunde erfordert meistens eine gewisse Portion Mitarbeit, wie etwa die Umstellung gewisser Gewohnheiten, sei es die Reduzierung von Stress, die Vermeidung von ungesunden Lebensmitteln oder mehr Bewegung in den Alltag zu bringen. Wenn man zur Behandlung der Polymyalgia naturheilkundliche Methoden in Erwägung zieht, sollte man dies unbedingt mit dem behandelnden Arzt besprechen, damit er entsprechend beraten kann. Dies setzt allerdings voraus, dass dieser sich dieser Thematik gegenüber zumindest offen zeigt, besser wäre natürlich, er würde sich gut mit den naturheilkundlichen Möglichkeiten auskennen. Die Praxis sieht derzeit leider so aus, dass sich viele Ärzte noch nicht sehr intensiv mit dem Thema Naturheilkunde auseinandersetzen und sich stattdessen auf die schulmedizinischen Behandlungsmöglichkeiten beschränken. Dies macht es allzu oft erforderlich, einen weiteren Anfahrtsweg in Kauf zu nehmen, aber wenn am Ende hierdurch eine erfolgreichere Behandlung erreicht werden kann, ist es diesen Aufwand sicherlich wert.

Wer sich erstmalig als Patient mit naturheilkundlichen Maßnahmen beschäftigt, wird sich zunächst ziemlich schwer tun, sich einen seriösen Überblick zu verschaffen, um „gut" von „schlecht" unterscheiden zu können. Denn leider kursieren in den Medien und sonstigen Veröffentlichungen immer wieder vollmundige Versprechen über Präparate und Behandlungsmethoden, die nicht mal ansatzweise das halten können, was sie vorgeben zu können.

Um sich ein klareres Bild zu machen, bieten einschlägige Literatur sowie Erfahrungen von Mitpatienten wichtige Orientierungshilfen. Auch die in diesem Kapitel zusammengestellten Informationen geben einen wertvollen Überblick über die naturheilkundlichen Möglichkeiten bei der Polymyalgia, auch wenn hier nicht das gesamte Spektrum aller in Betracht kommenden Therapieoptionen abgedeckt wird.

Arnika

Als Heilpflanze wird die Arnika (*Arnica montana*) u.a. bei Prellungen, Blutergüssen, Entzündungen, Insektenstichen sowie bei Gelenkschmerzen, Rheuma, Arthrose oder Verspannungen eingesetzt. Die mehrjährige, etwa 60 cm hohe Pflanze, ist in Europa und den Alpen heimisch und gehört zur Familie der Korbblütler. Ihr werden schmerzlindernde, antibakterielle und entzündungshemmende Eigenschaften zugeschrieben.

Inhaltstoffe und deren besondere Wirkweisen

Zu den wirksamen Inhaltsstoffen der Arnika gehören Sesquiterpenlactone, Cumarine, Flavonoide, Phenolcarbonsäuren und ätherisches Öl.

Bei den Sesquiterpenlactonen ist speziell *Helenalin* als natürlicher Entzündungshemmer zu nennen, dem eine antitumor- und antileukämische Wirkung zugeschrieben wird. Die antimikrobielle Eigenschaft verhindert, dass Keime in Wunden eindringen können. Als entzündungshemmend, krampflösend und beruhigend ist *Cumarin* bekannt, das auch eine blutgerinnungshemmende Wirkung hat. Flavonoide sind Antioxidantien, welche die Zellen vor der schädlichen Einwirkung von freien Radikalen schützen. Chlorogensäure zählt zu den Phenolcarbonsäuren, die ebenfalls als Antioxidans wirkt. Ihre Isomere bewahren die menschliche DNA vor Schäden, außerdem verhindert sie einen schnellen Anstieg des Blutzuckers. Ätherische Öle tragen zum Wohlbefinden bei, sie zeigen ausgleichende und regulierende Eigenschaften. Die in der Arnika enthaltenen ätherischen Öle sind zudem desinfizierend und wundheilungsfördernd.

Anwendungsgebiete und Heilwirkung

Zur Schmerzlinderung und Entzündungshemmung wird die Arnika-Heilpflanze äußerlich durch Umschläge, Salben, Gels bei Prellungen, Verstauchungen, Zerrungen, Blutergüssen, Gelenk- und Muskelschmerzen angewendet. Hilfreich ist hier auch der Einsatz bei Insekten- und Mückenstichen sowie Sonnenbrand, um Rötung, Schwellungen und weitere Reaktionen zu verhindern. Arnika desinfiziert und hilft bei der Geweberegeneration. Entzündungen der Mund- und Rachenschleimhaut können mit verdünnter Arnika-Tinktur wirksam behandelt werden. Entspannung und Linderung verschafft Arnika insbesondere bei Rückenschmerzen, Muskelverspannungen, Hexenschuss, Arthrose & Arthritis sowie Gicht.

Da Arnika auch die Gefäße schützt, kommt die Heilpflanze bei Venenschwäche und Krampfadern zum Einsatz. Schwellungen werden gelindert und die Durchblutung gestärkt. Der erfrischende Charakter macht müde und schwere Beine wieder munter. Mitunter können allerdings bei der Anwendung von Arnika-Produkten allergische Hautreaktionen auftreten.

Anwendungsarten und Darreichungsformen

Für heilende Anwendungen werden die frischen oder getrockneten Blüten der Arnika-Pflanze verwendet. Daraus können alkoholische Auszüge, Tinkturen, Salben, Cremes, Gels, Massage- oder Körperöle und Badezusätze hergestellt werden, die zur äußeren Anwendung dienen. In der Homöopathie wird Arnika auch in Form von Globuli, Tabletten oder Tropfen zur innerlichen Anwendung eingesetzt.

Da die Arnika unter Artenschutz steht, ist ein Sammeln der natürlichen Vorkommen verboten. Daher erfolgt ein kontrollierter Anbau als Arzneipflanze für die industrielle Verarbeitung. Aber auch der private Kräuterfreund kann die Heilpflanze in seinem Garten zur eigenen Nutzung anbauen, wobei hier ausschließlich die äußere Anwendung in Frage kommt.

Biofeedback

Wenn es um die Auswahl von völlig nebenwirkungsfreien Therapieverfahren geht, gibt es nicht sehr viele, die dies von sich behaupten können. Zu diesen wenigen gehört das Biofeedback-Verfahren, welches eine nichtmedikamentöse Behandlungsmethode ist und in der Regel als Begleitung zu anderen Therapien eingesetzt wird.

Interessanterweise wird diese ursprünglich in der Naturheilkunde beheimatete Behandlungsmethode zunehmend auch in der Schulmedizin eingesetzt, wie insbesondere in Schmerzkliniken und sogar in der bekannten amerikanischen Mayo Clinic. Unter dem Aspekt betrachtet, dass Biofeedback inzwischen zu den wissenschaftlich fundierten Behandlungsmethoden gehört und auch einige Studien existieren, ist die zunehmende Akzeptanz eigentlich nicht mehr verwunderlich.

Die Behandlungserfolge sind mitunter sogar derart beeindruckend, dass einige Experten darauf verweisen, die Behandlungserfolge von Biofeedback würden sich ungefähr auf dem Niveau von medikamentösen Schmerztherapien bewegen. Auch die Erfahrung, dass Biofeedback oftmals sogar bei bislang therapieresistenten Schmerzpatienten Erfolge erbringen kann, zeigt das Potential auf, welches diese Therapieform mit sich bringt. Darüber hinaus spricht auch die Nachhaltigkeit der Behandlungserfolge für Biofeedback, denn nach bisherigen Erkenntnissen hält beispielsweise die Schmerzreduzierung bei vielen Patienten auch langfristig an.

Ihren Ursprung hat die Biofeedback-Therapie in der Verhaltenstherapie, weil diese Methode dem Patienten ermöglicht, seinen Körper mit all seinen Funktionen bewusster wahrzunehmen. Was sich genauer dahinter verbirgt, offenbart sich, wenn man den Begriff „Biofeedback" aufschlüsselt. Denn „Bio" bedeutet Lebensvorgänge und „Feedback" heißt Rückmeldung. In diesem Zusammenhang bedeutet dies, sich Informationen des Körpers bewusst zu machen.
Somit wird dem Patienten bei der Biofeedbackmethode vermittelt, wie er seinen Gesundheitszustand und die zahlreichen Körperfunktionen durch gezielte Lernprozesse selbst steuern kann.

Möglich machen dies psychophysiologische Prozesse, die in der Regel unbewusst ablaufen und durch das Feedback bzw. die Rückmeldungen wahrnehmbar gemacht werden. Dieses Feedback erfolgt durch körperliche Reaktionen, denen wir uns normalerweise gar nicht bewusst sind wie etwa das Atmen, Muskelanspannungen und Bluthochdruck. Derartige körperliche Reaktionen werden durch in Echtzeit stattfindende Messungen ermittelt und an einem Bildschirm für den Patienten sichtbar gemacht.

Durch diese Rückmeldungen lernt der Patient, durch seinen gezielt eingesetzten eigenen Willen, die körperlichen Vorgänge zu beeinflussen. Deutlich wird das beispielsweise dadurch, wenn das Biofeedbackgerät körperliche Stressfaktoren aufweist und der Patient diese durch seinen mentalen Einfluss reduziert. Genauso wie sich der Stress beeinflussen lässt, ist dies auch mit diversen anderen körperlichen Reaktionen möglich, sei es eine bewusste Entspannung der Muskeln, eine tiefere Atmung, eine bessere Durchblutung, eine Aktivität der Schweißdrüsen oder eine Reduzierung der Schmerzen herbeizuführen. Die Möglichkeiten der Biofeedback-Therapie beschränken sich allerdings nicht nur auf die selbst herbeigeführten Verhaltensveränderungen, mit denen man die bislang unbewussten Körperreaktionen steuert, sondern darüber hinaus kann man mit ihrer Hilfe auch herausfinden, welche Faktoren sich auf das gesundheitliche Wohlbefinden auswirken, sowohl positiv als auch negativ. Gerade was die Medikation angeht, kann man austesten, welche Präparate sich zur Verbesserung oder auch Verschlechterung des Befindens eignen.

Auch äußere Einflüsse nehmen einen wichtigen Stellenwert für die menschliche Gesundheit ein. So kann man durch Biofeedback unter anderem auch herausfinden, ob bestimmte Geräusche oder Gerüche aus der Umgebung das Wohlbefinden beeinflussen.

Die Durchführung der Biofeedback-Anwendung ist sehr einfach und völlig schmerzfrei. Während der Sitzung werden elektronische Sensoren an mehreren Körperstellen angebracht, die mit dem Biofeedback-Gerät verbunden sind. Mithilfe der Sensoren ist es möglich, die körperlichen Rückmeldungen zu dokumentieren, die aus der Muskelspannung, dem Blutdruck, Herzschlag, Hautwiderstand, den Hirnströmen und der Atmung resultieren. Die hieraus hervorgehenden Informationen macht das Biofeedback-Gerät in Form von akustischen Signalen oder blinkenden Lampen erkennbar. So erhöht sich beispielsweise die Tonlage bei ansteigendem Blutdruck und wird wieder niedriger, sobald der Blutdruck sinkt. Häufig erfolgt auch eine optische Veranschaulichung auf einem Bildschirm, den der Patient während der Behandlung einsehen kann, um seine körperlichen Reaktionen nachvollziehen zu können.

Nachdem man die Reaktionen des Körpers kennengelernt hat, besteht der nächste Schritt darin, Methoden zu erlernen, die es ermöglichen, bestimmte Reaktionen abzumildern. Hierfür ist es notwendig, dass der Patient lernt und erkennt, durch welche Verhaltensweisen er die jeweiligen Körperreaktionen beeinflussen kann. Hierzu gehören bestimmte Gedanken- und Entspannungsmuster, die ermöglichen, einerseits die ungünstigen Reaktionen zu verhindern und andererseits die positiven zu verstärken. Um herauszufinden, was sich wie auswirkt, ist es erforderlich; verschiedene Gedankengänge auszuprobieren, um zu sehen, wie der Körper auf diese reagiert.

Um eine größtmögliche Effizienz zu erreichen, ist es sinnvoll, dass der Patient zunächst mehrere Biofeedback-Techniken ausprobiert, um letztendlich die für ihn wirksamste Vorgehensweise herauszufinden. Sobald die Techniken erlernt sind, ist es auch möglich, diese ohne den Einsatz eines Biofeedback-Gerätes anzuwenden. Für einen nachhaltigen Behandlungserfolg sollte unbedingt ein regelmäßiges Training erfolgen. Die Geduld wird am Ende belohnt, denn der Therapieerfolg bei Biofeedback gilt bei vielen Patienten immerhin als dauerhafter als bei einer medikamentösen Therapie.

Hyperthermie

Ergänzend zu anderen Verfahren der Naturheilkunde hat sich bei vielen Polymyalgia-Patienten die *Hyperthermie* bewährt, weil auch sie schmerzlindernd und entzündungshemmend wirkt. Man weiß inzwischen sogar, dass Wärmetherapien auch als alleinige Therapiemaßnahme gute Behandlungserfolge ermöglichen können.

Hyperthermie wird in der Naturheilkunde seit ungefähr 15 Jahren vorwiegend bei onkologischen Befunden eingesetzt, findet inzwischen aber zunehmend auch bei anderen chronischen Krankheitsbildern Verwendung. In einigen Großstädten sind mittlerweile sogenannte Hyperthermiezentren entstanden, in denen die Therapie in ambulanter Form durchgeführt wird. Bei der Hyperthermiebehandlung wird die Körpertemperatur erhöht, sodass – vereinfacht ausgedrückt – künstliches Fieber entsteht. Bei der Behandlung der Polymyalgia erfolgt die Temperaturerhöhung meistens im gemäßigten Bereich bis maximal 39 °C.

Grundsätzlich geht die Hyperthermie auf die Erkenntnis zurück, dass eine durch Fieber erhöhte Körpertemperatur heilende Wirkung ausüben kann. In dieser Hinsicht hat in den vergangenen Jahren ein Umdenkprozess stattgefunden, der besagt, dass das Auftreten von Fieber durchaus sehr positive Aspekte und gesundheitsfördernde Eigenschaften mit sich bringt.
In der ganzheitlichen Medizin wird das Fieber inzwischen als eine sehr wichtige immunologische Antwortreaktion bewertet, die dem Körper beim Gesundungsprozess hilft. Man sieht das Fieber hier nicht mehr per sé als eine reine Bedrohung an, sondern man weiß heutzutage auch die Vorteile zu schätzen.

So ist inzwischen unter anderem bekannt, dass eine erhöhte Körpertemperatur die Fress- und Killerzellen aktiviert, sodass eine umfassende Ankurbelung des Immunsystems stattfindet. Unter bestimmten Voraussetzungen werden auch sogenannte Infrarotkabinen zum Bereich der Hyperthermie gezählt. Durch hier wirkenden Infrarotstrahler kann die Körpertemperatur ebenfalls künstlich erhöht werden und zwar um ein bis drei Grad. Hierdurch ergeben sich diverse Effekte, die sich begünstigend auf die Gesundheit auswirken. So weiß man, dass durch die hier erzielte erhöhte Körpertemperatur die Produktion der weißen Blutkörperchen gesteigert wird, was von großer Bedeutung für das Immunsystem ist. Somit werden inzwischen Infrarotkabinen auch zu therapeutischen Zwecken eingesetzt.

Hypnose

Die Hypnose wird als Möglichkeit zur Behandlung der Polymyalgia kontrovers diskutiert. Während einige Therapeuten auf die hohe Schmerzintensivität der Polymyalgia hinweisen, die die notwendige Konzentrationsfähigkeit des Betroffenen stark einschränken und die Hypnoseanwendung erschweren würde, sehen andere Behandler die Hypnose durchaus als sehr effektiv an.
Letztere verweisen nicht unbegründet auf die lange Tradition der Hypnose. Denn sie wird nicht nur seit fast 4.000 Jahren angewendet, sondern leistete insbesondere bei der Schmerzbehandlung bzw. -verhinderung schon damals große Dienste, indem man sie als „Narkosemittel" einsetzte, bevor das Chloroform als erstes Narkotikum überhaupt bekannt war. Heutzutage wird sie vielfach von entsprechend ausgebildeten Zahnärzten bei Patienten genutzt, die sich keiner medikamentösen Betäubung aussetzen möchten oder können (z. B.

aufgrund von allergischen Reaktionen) oder bei sogenannten Angstpatienten. Die Hypnose wirkt in mehrfacher Hinsicht, wie man aufgrund heutiger Erkenntnisse und durch den Einsatz von bildgebenden Verfahren feststellen konnte. So können durch die Hypnose nicht nur die Selbstheilungskräfte aktiviert, sondern auch eine dauerhafte Hemmung der schmerzverarbeitenden Neurone erreicht werden.
Das bedeutet, dass die Missempfindungen – sprich Schmerzsignale – nicht mehr ins Bewusstsein gelangen.

Letztendlich kann die Hypnose zu einer Reduzierung der benötigten Medikamente führen. Aber auch eine Verminderung der Schmerzen und mitunter auch eine völlige Schmerzfreiheit können erreicht werden. Weiterführende Angebote zum Thema „Schmerzfreiheit durch Hypnose" finden Sie auf unserer Verlagsseite unter www.ersa-verlag.de

Magnetfeldtherapie

Die Therapie mit magnetischen Kräften ist keine Entdeckung unserer Zeit, sondern schon seit Jahrhunderten werden sie bei der Behandlung unterschiedlichster Krankheitsbilder eingesetzt. Einer der bekanntesten Anhänger der magnetischen Therapiemöglichkeiten ist der bekannte Nobelpreisträger Prof. Werner Heisenberger (Physiker und Philosoph):
„Die magnetische Energie ist die elementare Energie, von der das gesamte Leben des Organismus abhängt."
Waren es vor über 2.000 Jahren magnetisierte Stücke eines Magnetits, so ist das heutige Spektrum therapeutisch einsetzbarer Produkte so riesengroß geworden, daß man es als Laie kaum durchschaut und mitunter leider auch unseriösen Anbietern auf den Leim gehen kann. Dies hat in der Vergangenheit auch immer wieder dazu beigetragen, dass Therapien

mit magnetischer Kraft in Verruf geraten sind. Dabei sind viele Wirkmechanismen der Magnettherapie und insbesondere der Magnetfeldtherapie eingehend wissenschaftlich untersucht und anhand zahlreicher Studien auch belegt worden. Zwar ist eines der Haupteinsatzgebiete der Magnetfeldtherapie noch immer in der Orthopädie zu finden, aber inzwischen setzen auch viele Rheumatologen, Heilpraktiker, naturheilkundlich orientierte Ärzte, balneologisch-physikalisch ausgerichtete Therapiezentren und Praxen für Sportrehabilitation auf die vielen positiven Wirkmechanismen der Magnetfeldtherapie.

Auch von rheumatischen Erkrankungen weiß man längst, dass diese Behandlungsform von großem Nutzen sein kann. Insbesondere die schmerzreduzierende und muskelentspannende Wirkung kann spürbare Verbesserungen erbringen. Bei den Schmerzen ist es allerdings möglich, dass kurzfristig eine Verstärkung festzustellen ist, die allerdings im Laufe der Zeit nachlässt. Darüber hinaus ist bekannt, dass auch eine Verbesserung der motorischen Fähigkeiten, eine Reduzierung der Medikamenteneinnahme und eine verbesserte Nährstoffversorgung der Bandscheiben möglich werden.

Durch die pulsierenden Magnetfelder, die alle Körpergewebe durchdringen und auch tiefliegende Gewebe wie Knorpel und Knochen erreichen, werden kleine elektromagnetische Impulse erzeugt, die diverse gesundheitsfördernde Eigenschaften besitzen. So kommt es zu einer verbesserten Sauerstoffversorgung des Gewebes, wodurch einem Sauerstoffmangel entgegengewirkt wird, der einen Energiemangel in den Zellen verursachen kann. Außerdem werden anfallende Stoffwechselprodukte besser entsorgt. Insgesamt führt dies zu einer Steigerung der Leistungsfähigkeit der Zellen und Organe, wodurch der komplette Organismus gestärkt wird. Die Magnetfeldtherapie ist für ihre gute Verträglichkeit und nebenwirkungsarme Wirkung bekannt. Allerdings wird sie in der Regel nicht bei Personen eingesetzt, die elektronische Geräte wie Herzschrittmacher und Insulinpumpen tragen, sowie bei Schwangeren, Tumorpatienten und bei akuten viralen oder bakteriellen Infektionen.

Die Magnetfeldtherapie wird normalerweise mit anderen Behandlungsmöglichkeiten kombiniert, sie kann aber auch als alleinige Therapie eingesetzt werden. Bei chronischen Erkrankungen ist davon auszugehen, dass eine länger andauernde Behandlungszeit von mehreren Wochen oder sogar Monaten erforderlich ist.

Die Magnetfeldtherapie eignet sich hervorragend für die Selbstbehandlung zuhause, allerdings sollte zuvor eine genaue Diagnose des Arztes, sowie eine professionelle Beratung und Einweisung in die Handhabung des Gerätes, erfolgen.

Anbieter von Magnetfeldmatten gibt es inzwischen zuhauf, was die Entscheidung für einen seriösen Anbieter leider nicht immer sehr einfach macht. Als Entscheidungshilfe ist es daher eine gute Idee, sich bei seinem behandelnden Arzt und im persönlichen Umfeld umzuhören, ob jemand eine zuverlässige Empfehlung abgeben kann. Eine andere Möglichkeit besteht darin, die Magnetfeldmatte zunächst probeweise gegen eine monatliche Gebühr zu testen und diese Miete bei einem Kauf zu einem späteren Zeitpunkt anrechnen zu lassen.

Radontherapie

Die Radontherapie ist eine seit Jahrzehnten bekannte und bewährte Therapieform und wird auch als *Radonbalneologie, Radonbad* und *Radoninhalationskur* bezeichnet. Sie wird seit jeher erfolgreich bei vielen verschiedenen Krankheitsbilden eingesetzt, insbesondere jedoch bei Personen mit Erkrankungen des Bewegungsapparates wie Rheuma, Polymyalgia, Fibromyalgie, Osteoporose, Arthrosen, Arthritis und Morbus Bechterew. Darüber hinaus gibt es noch eine große Anzahl weiterer Krankheitsbilder, bei denen die Radonanwendung sehr hilfreich sein kann.

Die Basis dieser Behandlungsform bildet das Radon, das in natürlicher Form in bestimmten Heilbädern vorhanden ist und aus dem Erdboden freigesetzt wird. Die Aufnahme des Radons ist in entsprechenden Radonstollen möglich, die in früheren Zeiten als Bergwerkstollen dienten, aber auch Thermalbäder und Quellwassertrinken sind Möglichkeiten, das Radon aufzunehmen. Eigentlich ist Radon ein Edelgas, das eine niedrig dosierte natürliche Radioaktivität enthält.

Setzt man sich Radon aus, so gelangt dieses über die Atemwege und die Haut in den Körper. Es verteilt sich hier in gelöster Form, aber geht dabei keine chemische Bindung mit dem Körper ein. Sobald das Radon im Körper die heilende Wirkung entfaltet hat, wird es nach ungefähr 3 Stunden wieder vollständig abgebaut. Die Wirksamkeit der Therapie, die in einem entsprechenden Radonstollen erfolgt, basiert auf insgesamt 3 Faktoren, nämlich dem Radon, der Wärme und der hohen Luftfeuchtigkeit. Radon ist in der Lage, das Abwehrsystem anzuregen und somit das Immunsystem zu stärken. Außerdem führt es zu einer Aktivierung der körpereigenen Selbstheilungskräfte. Zudem weiß man inzwischen, dass eine Radontherapie eine Blockierung von chronischen Entzündungsprozessen erreichen kann, was gerade bei der Polymyalgia von großer Bedeutung ist.

Somit kann nicht nur eine deutliche Symptomlinderung erreicht werden, sondern auch möglicherweise eine Reduzierung von Cortison und weiteren Schmerzmitteln. Desweiteren steht zur Diskussion, dass Radon möglicherweise die Cortisonproduktion des Körpers anregen soll, auch ein sehr interessanter Aspekt im Zusammenhang mit der Polymyalgia. Diverse Symptomverbesserungen bei unterschiedlichen Krankheitsbildern konnten in den vielen Jahrzehnten der Radontherapie nicht nur durch zahlreiche Erfahrungen und Beobachtungen festgestellt werden, sondern längst belegen dies auch klinische Langzeitstudien. Insbesondere gilt dies in Bezug auf die Schmerzlinderung.

Typisch für Radonstollen ist, dass diese im Gegensatz zu den meisten anderen Heilstollen eine dauerhaft hohe Temperatur aufweisen. Somit ist hier das Stollenklima feuchtwarm, sodass entsprechende Stollen auch nur von Personen aufgesucht werden, die dieses Klima vertragen können.
Als einer der bekanntesten Orte, in denen eine Radonkur durchgeführt werden kann, gilt der Kurort Bad Gastein in Österreich am Fuße der Hohen Tauern. In Deutschland gibt es entsprechende Heilstollen unter anderem in Bad Kreuznach und Bad Brambach.
Nicht unerwähnt bleiben sollen an dieser Stelle aber auch kritische Stimmen, die es im Zusammenhang mit der Radontherapie durchaus gibt und zur Verunsicherung der Patienten führen können. So verweisen Kritiker darauf, dass natürliche Radonbelastungen Krebserkrankungen auslösen

können, indem sie sich auf die Erfahrung von erhöhten Radonwerten in Wohnräumen beziehen und diese in Verbindung mit der Entstehung von Lungenkrebs bringen.

Hier gilt allerdings zu bedenken, dass sich derartige Krankheitsgeschichten nach bisherigem Kenntnisstand nur extrem selten entwickeln, und hauptsächlich auch nur dann, wenn die betreffenden Personen viele Jahre ihres Lebens in entsprechend mit geologisch bedingtem Radon kontaminierten Wohnungen aufhalten. Hingegen ist der Kontakt mit dem Radon bei der therapeutischen Anwendung nur von vergleichsweise sehr kurzer Dauer.

In die Erwägung, ob man sich für oder gegen eine Radontherapie entscheidet, sollte auch die Erkenntnis einfließen, dass selbst die entzündungshemmenden Medikamente, wie insbesondere Cortison, nicht ohne Risiken und Langzeitfolgen sind. Weiterführende Information über die Nutzen-Risiko-Abwägung bezüglich einer Radontherapie sind auf der website www.euradon.de nachzulesen.

Letztendlich wird ohnehin der behandelnde Arzt die Entscheidung für oder gegen eine Radontherapie fällen, weil diese verschreibungspflichtig ist. Er wird auch mögliche Kontraindikationen berücksichtigen wie etwa eine Überfunktion der Schilddrüse, bösartige Tumore, akute entzündliche Prozesse oder eine Schwangerschaft.

Schüssler Salze

Etwa gegen Ende des 18. Jahrhunderts von Dr. Wilhelm Schüssler im Zuge langandauernder Forschungen entdeckt und erforscht, werden die so genannten *Schüssler Salze* noch heute mit oft sehr guten Erfolgen gegen zahlreiche körperliche Beschwerden eingesetzt.

Bei den Schüssler Salzen handelt es sich um eine Richtung der Naturheilkunde, die sich auf der Grundlage der Homöopathie entwickelt hat. Die Therapie mit Schüssler Salzen basiert auf der Annahme, dass Krankheiten durch Störungen im Mineralhaushalt der Zellen verursacht werden. Somit führt ein Mangel im körpereigenen Mineralhaushalt früher oder später unweigerlich zu Beschwerden beziehungsweise zu Fehlfunktionen unterschiedlichster Art.

Anders als bei der klassischen Homöopathie wird hier also ein biochemisches Ungleichgewicht als Ursache von Krankheiten angenommen. Die jeweils notwendigen Mineralstoffe werden dem Patienten in homöopathischer Dosierung und somit potenziert verabreicht. Im Falle einer rheumatischen Erkrankung wendet sich das körpereigene Immunsystem „kampfbereit" gegen den eigenen Körper. Eine der damit verbundenen Konsequenzen sind Entzündungen, denen man mit bestimmten Schüssler Salzen entgegenwirken kann.
Die mit den Entzündungen einhergehenden Schmerzen sollen auf diese Weise gelindert und die funktionellen Beeinträchtigungen ein wenig verbessert werden. Für eine Behandlung der Polymyalgia haben sich vor allem die Präparate *Magnesium Phosphoricum (Nr. 7)* und *Kalium jodatum (Nr. 15)* bewährt. Magnesium wird häufig als die sogenannte „*Heiße*

7" verwendet. Hierfür werden ca. 10 Tabletten in 1/8 Liter aufgekochtem Wasser aufgelöst und anschließend getrunken. Dies führt zu einer deutlichen Linderung von Schmerzen und kann durch das Auftragen von Salbe der *Nr. 7* auf den schmerzenden Körperbereich unterstützt werden.

Das *Kalium jodatum* wirkt ebenfalls schmerzlindernd, kann aber auch einer depressiven und weinerlichen Stimmung entgegenwirken. Empfehlenswert ist auch *Kalium phosphoricum*. Die Dosierung sollte bei ungefähr 3 x 3 Tabletten täglich liegen, wobei bei akuten Schmerzen eine Erhöhung für bestimmte Zeit zulässig ist, jedoch sollte nach ein bis zwei Tagen die Einnahme der Tabletten auf das empfohlene Maß reduziert werden.

Transkutane Elektrische Nervenstimulation (TENS)

Bei der *Transkutanen Elektrischen Nervenstimulation* (TENS) handelt es sich um eine Therapiemethode, die zwar bei zahlreichen verschiedenen Krankheiten herangezogen werden kann, vorrangig jedoch bei Schmerzerkrankungen eingesetzt wird. Meistens erfolgt dies begleitend zu anderen Behandlungsmethoden.

Die Grundlage der TENS-Therapie bildet die Annahme, dass bestimmte Nervenfasern der Haut besonders stark auf Reize reagieren und somit Impulse besonders schnell an das Rückenmark weiterleiten. Dies macht man sich bei der TENS-Therapie zunutze, indem die hierbei künstlich hervorgerufenen Impulse vor den eigentlichen Schmerzimpulsen im Rückenmark ankommen und hierdurch die Schmerzimpulse blockieren können. Die Durchführung der TENS-Therapie erfolgt mithilfe eines elektrischen Gerätes (Niederfrequenzgenerator), das durch Elektroden mit dem schmerzenden Körperbereich verbunden ist. Die Elektroden ermöglichen, dass niederfrequente Ströme an entsprechende Nerven weitergeleitet werden und hier eine verstärkte Reizleitung auslösen sollen. Sobald das Gerät eingeschaltet wird, fließt ein schwacher und kaum wahrnehmbarer Strom durch die Haut, was sich durch ein leicht kribbelndes Gefühl bemerkbar macht. Somit ist die Anwendung völlig schmerzfrei.

Erfolgsentscheidend ist, dass die hierbei eingesetzten elektrischen Impulse eine vergleichbare Frequenz aufweisen wie der Schmerzimpuls selbst, der von der jeweiligen Nervenzelle ausgeht. Dies ermöglicht das Auslösen von körpereigenen schmerzunterdrückenden Prozessen im Zentralnervensystem. Der Wirkungsgrad der TENS-Therapie soll noch höher sein, wenn zwischendurch eine Veränderung der Stimulationsfrequenz erfolgt. Aus diesem Grund verfügen einige TENS-Geräte über einen automatisierten Frequenzwechsel.

Schmerzlindernd wirkt sich auch aus, dass die TENS-Therapie in der Lage ist, vermehrt schmerzhemmende Substanzen wie Endorphine zu produzieren. Diese bezeichnet man auch als „Glückshormone", und sie werden im Gehirn und Rückenmark ausgeschüttet. Sie ermöglichen, dass Schmerzen nicht mehr so intensiv oder sogar auch gar nicht mehr wahrgenommen werden.

Darüber hinaus ist es mit der TENS-Therapie möglich, die Schmerzgrenze heraufzusetzen und die Durchblutung der betroffenen Körperbereiche zu verbessern. Außerdem können Muskelverspannungen sanft gelöst werden, was bei der Polymyalgia auch zu einem verbesserten Wohlbefinden beiträgt.

Über die Nachhaltigkeit des Behandlungserfolges wird recht unterschiedlich berichtet. So kann es im Laufe der Therapiezeit bei einigen Patienten zu einer Art Gewöhnungseffekt kommen, infolgedessen die Wirksamkeit nachlässt.

Die TENS-Behandlung zählt zu den nebenwirkungsarmen Therapiemethoden. Mögliche Nebenwirkungen beschränken sich fast ausschließlich darauf, wenn eine falsche Geräteeinstellung vorgenommen wird, die nicht der Dauer und Anzahl der einzelnen Impulse entspricht oder eine unpassende Stromstärke erzeugt. Außerdem können auch falsch positionierte Elektroden zu unerwünschten Nebenwirkungen führen. Diese zeigen sich durch Hautirritationen oder eine Zunahme der Schmerzen. Elektroden dürfen nicht auf erkrankte Hautbereiche und offene Wunden gelegt werden. Zu berücksichtigen sind auch bestimmte Gesundheitsprobleme, die eine TENS-Therapie nicht zulassen. Dies betrifft insbesondere Epileptiker, Träger von elektronischen Implantaten und Schwangere.

Eine TENS-Behandlung muss nicht zwingend in einer therapeutischen Praxis erfolgen, weil es heutzutage auch sehr gute Geräte für den Hausgebrauch gibt. Doch bevor man sich dazu entscheidet, eventuell ein Gerät zu erwerben, sollte man zuvor mit dem behandelnden Arzt Rücksprache halten. So wird dieser eventuell vorliegende Kontraindikationen abklopfen und beurteilen, ob die TENS-Therapie überhaupt in Frage kommt. Außerdem kann er vielleicht ein Rezept ausstellen, anhand dessen es möglich ist, eine TENS-Behandlung in einer physiotherapeutischen Praxis durchzuführen.
Wenn man ein TENS-Gerät für die Heimanwendung für sinnvoll erachtet, weil die Therapie möglicherweise täglich erfolgen soll und die Mobilität sehr eingeschränkt ist, kann

sich ein Gespräch mit der Krankenkasse lohnen. Die Kontaktaufnahme sollte vor dem Kauf erfolgen, denn nur dann hat die Krankenkasse möglicherweise einen finanziellen Spielraum, eine Zuzahlung oder Komplettübernahme der Kosten zu gewähren. Man sollte hier allerdings nicht von vornherein zu viel erwarten – sich hinterher positiv überraschen lassen, kann hier sicherlich die bessere Einstellung sein.

Orthomolekulare Therapiemöglichkeiten

Die orthomolekulare Medizin wird der Naturheilkunde zugeordnet und hat sich seit den 1980-er Jahren kontinuierlich und entgegen mancherlei Kritik inzwischen als fester Therapiebestandteil bei zahlreichen Krankheitsbildern etabliert. Viele Fachleute bewerten sie heute nicht ohne Grund als eine der wichtigsten zukünftigen Behandlungsmöglichkeiten.

Man muss kein Fachmann sein, um zu wissen, dass ein gesunder Organismus Nährstoffe benötigt, um all seine Aufgaben erfüllen und Herausforderungen meistern zu können. Um nichts anderes geht es bei genauerer Betrachtung der orthomolekularen Medizin. Vitamine, Mineralstoffe, Aminosäuren, Spurenelemente sowie sekundäre Pflanzenschutzstoffe sind für den menschlichen Körper unentbehrlich und lebensnotwendig. Ein Mangel an bestimmten Nährstoffen kann für den Organismus fatale Auswirkungen mit sich bringen, was sich durch lästige Zipperlein, aber auch durch ernsthafte Erkrankungen zeigen kann. Je länger ein Mangelzustand andauert und je wichtiger dieser fehlende Nährstoff für den Körper ist, umso mehr manifestiert sich das Beschwerdebild. Was zunächst mit Kleinigkeiten beginnt, als banale Erschöpfung oder Alterserscheinung abgetan wird, setzt sich dann fort mit einem dauerhaften Leistungstief, stetiger Müdigkeit, zeigt sich durch vorzeitige Alterungserscheinungen und setzt sich mit diversen Stoffwechselstörungen fort. Demnach gehen orthomolekular arbeitende Therapeuten davon aus, dass durch einen Nährstoffmangel ausgelöste gesundheitliche Herausforderungen nicht unbedingt ausschließlich mit pharmakologischen Substanzen erfolgreich begegnet werden kann, sondern vielmehr mit den jeweils fehlenden Nährstoffen.

Dies ist nachvollziehbar, wenn man bedenkt, dass der menschliche Körper ausschließlich aus Zellen besteht, und diese wiederum auf eine regelmäßige Nährstoffversorgung angewiesen sind. Genauso „wie ein Auto", benötigen auch diese Zellen „passendes Benzin". Betanken wir das Auto mit falschem Kraftstoff, gerät es ins Stottern oder fährt erst gar nicht los. Was beim Auto das passende Benzin ist, das ist für den menschlichen Körper das, was wir ihm durch unser Essen und Trinken zur Verfügung stellen. Je mehr Energie er aus diesem „Material" erzeugen kann, umso besser kann er auch funktionieren.

Das größte Problem besteht darin, dass der Körper nur sehr wenige dieser benötigten Substanzen selbst produzieren kann. Somit ist er auf eine regelmäßige Zufuhr von außen angewiesen, um gesund zu bleiben oder zu werden.
Auch bei der Polymyalgia bieten bestimmte Nahrungsergänzungsmittel eine sehr wichtige und effektive Therapiemöglichkeit. Insbesondere kommen hier Präparate in Betracht, die entzündungshemmend wirken. Zu den besonders empfehlenswerten zählen Astaxanthin, Curcuma, Boswellia (Weihrauch), Enzyme und Omega-3-Fettsäuren. Zwar ist davon auszugehen, dass Nahrungsergänzungsmittel nicht

allein in der Lage sind, die Polymyalgia zu heilen, aber sie können dabei helfen, einige Symptome unter Kontrolle zu bringen wie Schmerzen, Entzündungsprozesse und Steifheit. Somit erfolgt die Verabreichung dieser Präparate in der Regel ergänzend zu den herkömmlichen Therapien.
Hinsichtlich der meisten in Frage kommenden Präparate fehlen derzeit noch tiefgreifende Forschungen. Es sind bislang eher Teilbereiche, die erklären können, warum sie so nützlich bei der Polymyalgia sind, aber auch viele Erfahrungen zeigen, dass nicht nur die Entzündungsprozesse und Schmerzen reduziert werden können, sondern auch oftmals eine Verringerung der Cortisondosierung möglich wird.

Im Vergleich zu diversen anderen Therapiemöglichkeiten sind die nährstoffbasierenden Behandlungen sehr kostengünstig. Dies liegt daran, dass es sich hierbei zumeist um Inhaltsstoffe natürlichen Ursprungs handelt, sodass diese nicht patentierbar sind und demzufolge auch keine kostenintensiven Langzeitstudien durch die pharmazeutischen Unternehmen stattfinden. Nahrungsergänzungsmittel sind frei verkäuflich und somit auch grundsätzlich für eine Selbstmedikation zugänglich. Dennoch sollte man therapeutisch abklären, welche der in Frage kommenden Präparate sinnvoll sind und in welcher Dosierung.

Auch wenn diese Präparate frei verkäuflich sind, sollte eine Behandlung der Polymyalgia nicht in Eigenregie erfolgen, sondern immer in Kooperation mit dem behandelnden Arzt. Dieser kann im Rahmen der orthomolekularen Medizin eine umfangreiche Nährstoffanalyse durchführen, um genau zu sehen, welche Nährstoffe (Vitamine, Mineralstoffe, Aminosäuren und Spurenelemente) tatsächlich fehlen.

Astaxanthin

Bei der Behandlung der Polymyalgia leistet ganz besonders das Astaxanthin eine wertvolle Hilfestellung. Astaxanthin ist erst seit wenigen Jahren bekannt, hat sich aber innerhalb kurzer Zeit bereits einen festen Platz in der orthomolekularen Medizin erobert. Dies geschah nicht ohne Grund, weiß man doch inzwischen, dass wir es hier mit einem äußerst effektiven Mittel zu tun haben, welches uns die Natur zur Verfügung stellt.

Astaxanthin ist in bestimmten Bakterien und Pilzen anzutreffen, hauptsächlich jedoch in Algen und ist somit eine natürlich vorkommende Substanz. Sie gehört zu den Carotinoiden und ist eng mit dem weitaus bekannteren Beta-Carotin verwandt. Carotinoide sind für Menschen, Tiere und Pflanzen gleichermaßen von großer Bedeutung, was die gesundheitsfördernden Eigenschaften betrifft. Das im Astaxanthin enthaltene Carotinoid übertrifft das Beta-Carotin in seiner Wertigkeit allerdings deutlich. Besonders beeindruckend sind hier die entzündungshemmenden Fähigkeiten des Astaxanthin, weil es in der Lage ist, nebenwirkungsfrei die Aktivität von Entzündungsbotenstoffen zu unterdrücken. Dies konnte durch mehrere Studien eindeutig belegt werden.

Die Wirksamkeit des Astaxanthin auf Entzündungsprozesse ist bei der Polymyalgia sicherlich als der wichtigste Aspekt anzusehen, aber auch die Tatsache, dass es das stärkste Antioxidans der Welt ist, das wir bislang kennengelernt haben, macht das Astaxanthin so interessant. Mit dem immens hohen Gehalt an Antioxidantien übertrifft es alle bisher favorisierten Substanzen und Nahrungsergänzungsmittel um ein Vielfaches. Somit kann es den Körper wesentlich effektiver vor freien Radikalen schützen. Darüber hinaus hat Astaxanthin auch einen großen Einfluss auf das Immunsystem. Aus Studien ist bekannt, dass es in der Lage ist, nicht nur die Produktion von Killerzellen zu steigern, sondern auch deren Leistungsvermögen. Wie sich Astaxanthin in der freien Natur auswirkt, zeigen uns auf sehr deutliche Weise Lachse, Flamingos, Krill, Hummer und Garnelen. Sie alle haben gemeinsam, dass sie sich von Algen ernähren und sie infolgedessen eine rosa Körperfarbe entwickeln. Den höchsten Astaxanthin-Gehalt weisen Lachse auf, die für ihre unerschöpfliche Energie und Ausdauer bekannt sind und sogar stromaufwärts schwimmen können. Experten gehen davon aus, dass dies ohne das Astaxanthin nicht möglich wäre.

Viele Anbieter von Nahrungsergänzungsmitteln haben längst diesen wertvollen Schatz entdeckt und bieten Astaxanthin in ihren Internetshops an. Um die höchstmögliche Wirksamkeit zu erreichen, sollte man sich nicht allein vom Preis lenken lassen, sondern vielmehr darauf achten, dass man sich für natürliches und aus Algen gewonnenes und nicht für synthetisch aus Rohöl hergestelltes Astaxanthin entscheidet.

Astaxanthin ist zweifelsohne als eine der bahnbrechendsten Entdeckungen der vergangenen Jahre im Bereich der orthomolekularen Medizin anzusehen. Wir haben es hier mit einer so faszinierenden Substanz zu tun, dass es sich lohnen würde, noch wesentlich ausführlicher über dieses Thema zu berichten, doch würde das den Rahmen dieses Buches sprengen.

Boswellia (Weihrauch)

Weihrauch wird in Form von Harz aus dem Stamm des sogenannten Weihrauchbaumes gewonnen, der in trockenen Regionen um das Horn von Afrika, sowie in Arabien und Indien wächst. Der Bestand dieser Bäume gilt heutzutage als ernsthaft bedroht, und da diese die einzige Quelle für den Weihrauch sind, und bisweilen keine synthetische Herstellung möglich ist, besteht derzeit ein großes Risiko, dass diese extrem wertvolle natürliche Heilsubstanz eines Tages für die Menschheit versiegen wird.

Weihrauch gehört zu den bekanntesten und traditionellen Heilmitteln, die bereits vor über 3.000 Jahren von Ägyptern und in der indischen Naturheilkunde eingesetzt wurden. Seinerzeit wusste man zwar nicht die genauen Zusammenhänge, warum Weihrauch gesundheitliche Verbesserungen erzielen kann, man wusste lediglich, dass er wirkte. Basierend auf Erfahrungen und Beobachtungen wird Weihrauch seither bei unterschiedlichen gesundheitlichen Herausforderungen eingesetzt wie etwa bei Krankheiten der Atemwege, des Verdauungstraktes sowie zur Wundreinigung. Interessanterweise wird Weihrauch in Indien seit jeher bei rheumatischen Erkrankungen verwendet.

Heutzutage ist das Einsatzgebiet des Weihrauchs wesentlich vielfältiger, was inzwischen nicht nur auf die Erfahrungsheilkunde zurückzuführen ist, sondern weil einige heilfördernde Zusammenhänge mittlerweile auch wissenschaftlich entschlüsselt werden konnten. Auch wenn noch immer nicht alle Wirkmechanismen wissenschaftlich erklärt werden können, so gehört der Weihrauch dennoch zu den am meisten erforschten pflanzlichen Heilmitteln.

Eine der wesentlichsten Erkenntnisse der Wissenschaftler besteht darin, dass man inzwischen weiß, dass Weihrauch die wertvolle Boswelliasäure enthält, die auch als *Acetyl-11-keto-β-Boswellia-Säure* bezeichnet wird. Diese entzündungshemmende Substanz bewirkt vielfältige gesundheitliche Verbesserungen und unterstützt unter anderem die Stoffwechselprozesse des Darms und der Gelenke.

Besonders wertvoll aber erscheinen die entzündungshemmenden Eigenschaften, indem die Boswelliasäuren bei bestimmten Krankheitsbildern positiv auf das Entzündungsgeschehen einwirken können. Den Wirkmechanismus bei entzündlich bedingten Erkrankungen führen einige Experten darauf zurück, dass die Boswelliasäuren in der Lage sein sollen, die Bildung der sogenannten *Interleukine*, die als entzündungsfördernd gelten, unterdrücken zu können. Desweiteren sollen die Boswelliasäuren auf ein bestimmtes Enzym einwirken, welches für die Synthese des sogenannten Prostaglandin E2 zuständig ist. Dieses ist nicht nur an Entzündungsgeschehnissen beteiligt, sondern auch an dem Auftreten von Schmerzen. Durch die Boswelliasäuren kann dieses Enzym effektiv in seine Schranken gewiesen werden, infolgedessen sich die Entzündungsprozesse reduzieren.

Somit wird Weihrauch heutzutage sehr häufig bei entzündungsbedingten Erkrankungen wie etwa allen Krankheiten des rheumatischen Formenkreises wie der Polymyalgia, aber auch bei Polyarthritis, Darmentzündungen, Gicht, Colitis Ulcerosa und Morbus Crohn eingesetzt. Bei Personen, die durch Weihrauch eine Linderung ihrer Symptome erfahren, kann die Wirkung sogar so durchgreifend auftreten, dass die Dosis Cortison reduziert werden kann. Darüber hinaus wirkt Weihrauch auch schmerzlindernd, sodass Polymyalgia-Patienten vom Weihrauch doppelt profitieren können. Einige Fachleute schätzen den Weihrauch sogar als so stark wirksam ein, dass sie ihn als eine effektive Alternative zu herkömmlichen Schmerzmedikamenten und sogar zu Antirheumatika sehen, zumal es sich auch als Langzeittherapie eignet.

All die positiven Effekte des Weihrauchs haben in den letzten Jahren dazu geführt, dass nicht nur zahlreiche Heilpraktiker und ganzheitlich orientierte Ärzte dieses wertvolle Präparat einsetzen, sondern auch immer mehr Universitäten sich aufgeschlossen zeigen. Inzwischen wird Weihrauch sogar in Verbindung gebracht mit Behandlungen diverser Tumorerkrankungen, Schuppenflechte sowie Gehirnödemen. Am Hirntumorzentrum der Charité hat Weihrauch schon länger einen festen Platz. So erspart das pflanzliche Mittel den Patienten viele Dosen Cortison und die damit verbundenen Nebenwirkungen wie Wassereinlagerungen oder Bluthochdruck.

In einer Studie mit 44 Hirntumorpatienten konnten Freiburger Wissenschaftler zeigen, dass 4.200 Milligramm Weihrauchextrakt pro Tag das Ausmaß der Hirnödeme nach einer Strahlentherapie drastisch verringert. Zudem sprachen die so behandelten Patienten besser auf die Strahlentherapie an als die Placebogruppe. Als Weihrauchpräparat wurde den Patienten das in Deutschland als Nahrungsergänzungsmittel verkaufte H15 supplementiert.

Calcium

Calcium ist für den menschlichen Organismus der wichtigste Mineralstoff überhaupt. Dies ist nachvollziehbar, wenn man bedenkt, dass der Körper eines Erwachsenen zu über einem Kilo aus Calcium besteht. Hiervon befinden sich 99 % im Skelett, woraus sehr deutlich wird, dass Calcium hauptsächlich für die Knochen wichtig ist, was bei der Polymyalgia nicht unbedeutend ist. Schließlich sind es gerade die Knochen, die durch die oftmals langfristige und hochdosierte Cortisoneinnahme bei der Polymyalgia gefährdet sind und einem hohen Osteoporose-Risiko gegenüberstehen.

Um diese Gefahr zu reduzieren, ist insbesondere eine ausreichende Versorgung mit Calcium in Kombination mit Vitamin D unabdingbar. Doch nicht nur aufgrund des Cortisons sollte Calcium regelmäßig zugeführt werden. Auch andere Einflüsse können sich ungünstig auf die Knochengesundheit auswirken. So entsteht ein Calciummangel auch durch Bewegungsmangel, Vitamin D-Mangel, Stress, übermäßigen Kaffee- und Fleischkonsum, sowie durch Verdauungsstörungen, die verhindern, dass Calcium ausreichend vom Körper assimiliert wird.

Je länger ein Calciummangel besteht, umso größer ist die Gefahr, dass der Körper auf die Reserven in den Knochendepots zurückgreift, damit er hiermit das sonst auftretende Defizit ausgleichen kann. Dies führt allerdings dazu, dass die Stabilität der Knochen nachlässt und der Osteoporose Tür und Tor geöffnet wird. Die empfohlene tägliche Dosierung zur Osteoporose-Vorbeugung liegt zwischen 1.000 mg und 2.000 mg. Diese Menge wird nicht in einer Dosierung verabreicht, sondern über den ganzen Tag hinweg verteilt. Man kann die Calciumversorgung auch durch bestimmte Nahrungsmittel sicherstellen, doch wird dies im Falle der Polymyalgia aufgrund der Cortisoneinnahme meistens nicht ausreichend sein. Im Zusammenhang mit Calcium wird häufig ein intensiver Verzehr von Milchprodukten empfohlen.

Diese Meinung sollte heutzutage allerdings nach Erkenntnissen vieler Ernährungswissenschaftler nicht mehr vorbehaltlos akzeptiert werden, denn viele Hinweise deuten darauf hin, dass Milchprodukte doch nicht die Garanten für eine Osteoporose-Vermeidung sind, als die sie seit jeher dargestellt werden. Dass es auch ohne Milch geht, zeigt sich allein schon durch die Tatsache, dass beispielsweise die asiatische Bevölkerung kaum an Osteoporose erkrankt, und das, obwohl sie keine Milchprodukte verzehrt.

Cannabidiol (CBD)

Cannabidiol (CBD) ist eine im weiblichen Hanf vorkommende Substanz, die über ein enormes medizinisches Potential verfügt und sich auf zahlreiche Krankheitsbilder positiv auswirken kann. Für viele Fachleute ist es der wichtigste Bestandteil des medizinischen Cannabis.

CBD wird noch immer sehr häufig mit einer berauschenden und abhängig machenden Wirkung in Verbindung gebracht, obwohl es nur schwach psychoaktiv wirkt. Anders verhält es sich mit dem sogenannten THC, welches ein weiteres Cannabinoid ist und als die aktivste Komponente des heutigen Marihuanas gilt. Es verfügt nicht nur über heilende Eigenschaften, sondern auch über narkotische, psychoaktive und berauschende Effekte, was das Verhalten und Erleben der Anwender beeinflussen und bei jahrelangem Missbrauch als Droge sogar Psychosen auslösen kann. CBD wirkt zwar auch wie ein hochpotentes Neuroleptikum, es schützt allerdings vor den negativen Einflüssen des THCs. Während der Einsatz von THC bisweilen strengen rechtlichen Beschränkungen unterliegt, wird CBD aufgrund seiner nicht mehr von der Hand zu weisenden positiven Eigenschaften inzwischen auch als „good guy" bezeichnet.

Inzwischen wird CBD für eine Vielzahl von Gesundheitsproblemen vorgeschlagen, einige Wirkungen konnten bereits durch Studien belegt werden. Am bekanntesten ist bislang der positive Einfluss auf bestimmte therapieresistente Epilepsieformen (Dravet-Syndrom und Lennox-Gastaut-Syndrom), die im Kindesalter auftreten und mit üblichen Antiepileptika nicht behandelbar waren.

In diversen Studien zeigte sich, dass die Anzahl der epileptischen Anfälle durch CBD reduziert werden konnte, in einigen Fällen kam es sogar zu einer kompletten Anfallsfreiheit. In diesem Zusammenhang wurde in den USA das erste Cannabis-basierte Medikament (Epidiolex®) zugelassen. Es enthält eine Kombination von CBD (98 %) und THC (weniger als 0,2 %). Engagierten Eltern von an Epilepsie erkrankten Kindern in den USA ist es im Übrigen zu verdanken, dass CBD in vielen US-Bundesstaaten legalisiert wurde.

Die medizinischen Anwendungsbereiche von CBD sind vielfältig, sodass es bei unterschiedlichen Krankheiten und Beschwerden eingesetzt werden kann. CBD wirkt unter anderem als Analgetikum, sodass es Schmerzen lindern kann und für Patienten mit Polymyalgia eine Therapieoption darstellt. Zudem wird CBD eine entzündungshemmende, entkrampfende, muskelentspannende und angstlösende

Wirkung zugeschrieben. Der schmerzreduzierende Effekt wurde inzwischen durch Tierversuche nachgewiesen, und zwar bei entzündlichen und neuropathischen Schmerzen, beides Schmerzformen, die als besonders schwierig zu therapieren gelten.

Der schmerzlindernde Effekt wird darauf zurückgeführt, dass CBD in der Lage ist, die sogenannten Vanilloidrezeptoren vom Typ 1 und 2 zu stimulieren. Werden die Schmerzrezeptoren der Nervenendigungen durch CBD stimuliert, kommt es zu einer schmerzhemmenden Wirkung. Im Vergleich zu den meisten anderen zur Anwendung kommenden Medikamenten bei Polymyalgia, kommt es bei vielen Patienten zu deutlich weniger oder sogar keinen Nebenwirkungen. Zu diesen zählen insbesondere Osteoporose, Gewichtsverlust und Diabetes.

Patienten, die Cortison einsetzen, können die Dosierung häufig reduzieren, wenn sie zusätzlich CBD anwenden. Auch die morgendlichen Probleme und Cortison-Nebenwirkungen wie etwa Schlaflosigkeit können gelindert werden.
Die Datenlage bei der medikamentösen Therapie von Rheumaerkrankungen mit Cannabisprodukten ist bisweilen zwar spärlich, die bisherigen Erkenntnisse zeigen aber, dass Cannabinoide bei rheumatischen Erkrankungen hilfreich sein können. Zudem wird eine aktive Beteiligung des Endocannabinoidsystems an der Pathophysiologie dieser Krankheit vermutet.
Eine Studie vom Royal National Hospital in Großbritannien brachte zutage, dass sich unter der Gabe von Sativex® bei Arthritis-Probanden eine signifikante Verbesserung bei den Bewegungs- und Ruheschmerzen zeigte und die Krankheitsaktivität unterdrückt wurde. Entzündungswerte und Schlaf-

qualität besserten sich zwar ebenfalls, die Morgensteifigkeit hingegen blieb gleich. [Rheumatology (Oxford). 2006 Jan;45(1):50-2. Epub 2005 Nov 9. Preliminary assessment of the efficacy, tolerability and safety of a cannabis-based medicine (Sativex) in the treatment of pain caused by rheumatoid arthritis. Blake DR1, Robson P, Ho M, Jubb RW, McCabe CS.]

Eine weitere Studie von der University of Kentucky USA fand heraus, dass die äußere Anwendung eines CBD-Gels ein therapeutisches Potenzial zur Linderung von Arthritis-Schmerzverhalten und Entzündungen ohne offensichtliche Nebenwirkungen aufweist [Eur J Pain. 2016 Jul;20(6):936-48. doi: 10.1002/ejp.818. Epub 2015 Oct 30. Transdermal cannabidiol reduces inflammation and pain-related behaviours in a rat model of arthritis. Hammell DC1, Zhang LP2, Ma F2, Abshire SM2, McIlwrath SL2, Stinchcomb AL1, Westlund KN2.]. Berichte aus dem Ausland belegen zudem, dass es in Ländern wie Australien oder Großbritannien bereits gängige Praxis zu sein scheint, Medizinalcannabis bei entzündlichen Gelenkerkrankungen zu verschreiben.

Die positiven Erfahrungsberichte zahlreicher Arthritis-Patienten deuten darauf hin, dass der Gebrauch von medizinischem Cannabis das Beschwerdebild wesentlich abschwächen und die Lebensqualität spürbar steigern kann. Zumeist wird Medizinalcannabis von den Patienten mittels Vaporisator inhaliert, was die Verschreibung durch den Arzt voraussetzt.
Fragen Sie auch Ihren Arzt, ob er eine Therapie mit Sativex® für sinnvoll hält. Optional kann aber auch das rezeptfreie und nicht psychotrope CBD bereits Linderung verschaffen. CBD-Gel kann topisch eingesetzt, Vollextrakt-CBD-Öle oder Nutzhanf-Blütentee oral eingenommen werden. Da Nutzhanfblüten legal erworben werden dürfen, kann die Inhalation der CBD-reichen und THC-freien Blüten mittels Vaporisator probiert werden.

Um die entzündungshemmende Wirkung des CBD zu verstärken, empfiehlt sich die zeitgleiche Verwendung der Terpene Myrcen, β-Caryophyllene, Pinen und Linalool. Mycren findet sich beispielsweise in Hopfen. Trinken Sie Hopfenzapfen-Tee aus der Apotheke oder geben Sie einige Hopfenzapfen direkt in den CBD-Tee aus Nutzhanfblüten. Auch das altbewährte Phytotherapeutikum Weihrauch mit seinen entzündungshemmenden Boswelliasäuren enthält Mycren und Pinen.

Sehr erwähnenswert sind hierbei die 11-Keto-β-Boswelliasäure (KBA) und die 3-O-Acetyl-11-keto-β-Boswelliasäure (AKBA), denn diese sind mitverantwortlich für die entzündungshemmende Wirkung des Weihrauchs. Linalool und sein Ester Linalylacetat sind in zahlreichen Heilpflanzen wie Hopfen, Basilikum, Ingwer oder Koriander zu finden. Im Zusammenspiel mit CBD potenziert sich die schmerzstillende und entzündungshemmende Wirkung des Cannabidiols. β–Caryophyllen ist Bestandteil der ätherischen Öle wie Ylang-Ylang oder Zimtöl und findet mittels Duftlampe Anwendung. Linaloolhaltige ätherische Öle wie beispielsweise Lavendelöl (Duftlampe) oder auch Kapseln oder Ingwer-Tropfen bekommen Sie in Ihrer Apotheke. Wechselwirkungen sind zu beachten.

Produktqualität

Wie wirksam CBD-Öl tatsächlich ist, hängt stark von der Produktqualität ab. Aufgrund des CBD-Booms ist der Markt für Laien unüberschaubar, sodass es nicht immer einfach ist, ein seriöses Produkt ausfindig zu machen. Aber es gibt einige Aspekte, die bei der Suche nützlich sind.

Besonders wichtig ist die Angabe zum CBD-Gehalt, der von seriösen Anbietern in Prozent angegeben wird. Vorsicht ist angesagt bei schwammigen Aussagen wie beispielsweise „1 Tropfen enthält 1,67 mg CBD".

Cannabidiol-Produkte können im Internet und eigentlich auch in stationären Apotheken erworben werden. Der einfachste Weg führt derzeit noch immer über Onlineshops, denn obwohl Apotheken CBD-Produkte verkaufen dürften, ist dies heikel, und es herrscht wohl noch immer Unsicherheit ob des rechtlichen Status von Cannabisprodukten. Selbst mit PZN-Codes der Hersteller kommt man oft nicht weiter, da der Apothekengroßhandel die Produkte nicht führt. Schon manch ein Kunde kam in eine unangenehme Situation oder wurde leichtfertig in Verbindung mit Drogen gebracht.

Bezieht man die Produkte aus dem Ausland, ist unbedingt auf den THC-Gehalt zu achten, da die Grenzwerte in anderen Ländern höher liegen wie z. B. in der Schweiz bei bis zu 1%. Aktuell sind in Deutschland Produkte mit einem THC-Gehalt von bis zu 0,2 % zulässig. Da sich die Gesetzeslage bezüglich Cannabis stetig ändert, ist es wichtig, die jeweils gültige Rechtslage zu beachten. Zu beachten ist dies auch immer dann, wenn man sich in ein anderes Land begibt.

Anwendung

CBD-Präparate gibt es in unterschiedlicher Darreichungsform, und zwar als Kapseln, Sprays, Öl und Cremes. Einige Präparate können in Getränke oder Lebensmittel gemischt oder mit einer Pipette eingenommen werden. Welches Präparat zur Anwendung kommt, ist von der jeweiligen Indikation abhängig. Am häufigsten kommt CBD in Form von Öl zum Einsatz, das unter die Zunge geträufelt wird. Hier lässt man es etwa eine Minute lang einwirken, bevor man es hinunterschluckt. Indem die wichtigen Wirkstoffe bereits über die Mundschleimhaut absorbiert werden, erreicht man die größtmögliche Bioverfügbarkeit von CBD.

Die empfohlene Dosierung ist sehr individuell und variiert von Person zu Person. Sie hängt vom Körpergewicht, aber auch von der Indikation und vom Präparat an sich ab. Man sollte mit kleinen Mengen beginnen, um mögliche Nebenwirkungen ausschließen zu können. Die ersten Tage tastet man sich langsam an die persönlich passende Dosierung heran. Die meisten Anwender beginnen mit der Einnahme abends ein bis zwei Stunden vor dem zu Bett gehen. Im Laufe der Zeit wird dann auf eine Einnahme morgens und abends übergegangen, um eine kontinuierliche CBD-Versorgung zu erreichen.

Die Anwendungsempfehlungen des Herstellers sind zu beachten, außerdem sollte immer eine Rücksprache mit dem behandelnden Arzt erfolgen. Dies betrifft auch eine eventuelle Reduzierung von Medikamenten, die aufgrund der CBD-Einnahme möglich werden kann.

Ist CBD sicher?

Im Vergleich zu THC ist CBD nebenwirkungsarm, was besonders der fehlenden Rauschwirkung geschuldet ist. Je nach persönlicher Verträglichkeit können dennoch vereinzelt Nebenwirkungen auftreten. Am häufigsten kommt es zu Müdigkeit, gelegentlich treten Übelkeit, Benommenheit, Durchfall, Reizbarkeit oder Veränderungen des Appetits und Gewichtszunahme oder -abnahme auf. Außerdem kann CBD die Wirkung von Medikamenten beeinflussen wie beispielsweise Blutverdünner. Als kritisch wird häufig die Tatsache gesehen, dass man für die jeweiligen Krankheitsbilder derzeit noch nicht die effektivste therapeutische Dosis von CBD kennt. Skeptiker verweisen schließlich darauf, dass CBD-Präparate als Nahrungsergänzungsmittel und nicht als Medikamente angeboten werden, die strengeren Kontrollmechanismen unterliegen, was mitunter Beimischungen oder unklare Inhaltsstoffe mit sich bringen könnte.

CBD in Kombination mit Cortison?

Viele Patienten stellen sich die Frage, ob die Einnahme von CBD in Kombination mit Cortison erfolgen kann. Obwohl einige Anwender keinerlei Probleme oder Wechselwirkungen feststellen, ist das Risiko nicht gänzlich von der Hand zu weisen. Hierzu muss man wissen, dass die meisten Medikamente durch ein Enzym in der Leber namens *Cytochrom P450* abgebaut werden. Auch CBD und THC werden von diesem Enzym abgebaut, somit konkurrieren diese mit Cortison an dieser Stelle.

Eine besondere Gefahr besteht darin, dass eine zeitgleiche Einnahme zu einem Überschuss an Cortison im Körper führt. In diesem Fall erhöht sich das Risiko, dass sich die üblicherweise mit Cortison einhergehenden negativen Nebenwirkungen besonders stark zeigen. Wenn das Behandlungsziel darin besteht, die Einnahme von Cortison zu reduzieren oder es gänzlich abzusetzen, gibt es Möglichkeiten, um entsprechende Auswirkungen zu reduzieren. Dazu ist es wichtig, die Zeit zwischen den jeweiligen Medikamenteneinnahmen zu verteilen. Um mögliche negative Wechselwirkungen zu vermeiden, benötigt der Körper ausreichend Zeit, ein Medikament abzubauen, bevor das nächste zugeführt wird. Der im Allgemeinen empfohlene zeitliche Abstand zwischen den Medikamenten beträgt zwischen 1 und 3 Stunden.

Am Anfang der Anwendung von CBD sollte die Dosierung mit einer Minidosierung beginnen und im Laufe der Zeit langsam gesteigert werden. Das bedeutet, dass die CBD-Dosis alle paar Tage in kleinen Schritten erhöht wird. Dabei ist darauf zu achten, wie der Körper darauf reagiert. Treten beispielsweise Müdigkeit oder Schwindel auf, sollte die Dosierung etwas reduziert werden. Diese Dosis wird ein paar Tage lang beibehalten, bis man erneut versucht, die Dosierung leicht zu erhöhen. Es ist wichtig, diese Behandlung in Absprache mit einem Facharzt durchzuführen, der sich mit CBD auskennt.

Weiterführende Literatur zum Thema:

Dr. med. v. Seckendorff:
Heilpflanze Cannabis
Mit Medizinalcannabis und CBD zahlreiche Beschwerden natürlich lindern.
Wirkungsweisen und Therapien bei über 60 Krankheitsbildern laienverständlich erklärt
ISBN 978-3948732011
erhältlich auf ersaverlag.de und im Buchhandel

Curcuma

Auch wer meint, Curcuma nicht zu kennen, begegnet ihm dennoch fast täglich. Zumindest wer häufig Curry isst, kann sicher sein, dass er hierdurch gleichzeitig auch Curcuma verzehrt. Es ist schließlich Curcuma, das dem Curry die markante gelbe Farbe verleiht und auch für den scharfen Geschmack verantwortlich ist.
Curcuma ist eigentlich ein Gewürz, aber in vielen Ländern und insbesondere in Südostasien wird es schon seit 5.000 Jahren als ein hervorragendes traditionelles Heilmittel genutzt. In Indien ist es seit über 3.000 Jahren sogar als ein heiliges Gewürz bekannt, und auch in der ayurvedischen Medizin, die ihren Ursprung in Indien hat, gilt Curcuma als überaus bewährte Heilpflanze, die ihresgleichen sucht.

Seit wenigen Jahren hat Curcuma auch in der Naturheilkunde in Deutschland, Österreich und der Schweiz große Anerkennung erreicht, dabei wurde in Europa und Nordafrika Curcuma bereits im frühen Mittelalter verwendet. Somit kann man sagen, dass Curcuma derzeit in der Naturheilkunde eine große Renaissance erlebt.

Durch eine sehr große Anzahl internationaler Studien konnte umfassend bestätigt werden, dass Curcuma über zahlreiche medizinische Wirkungsweisen verfügt. Allein auf der amerikanischen Webseite *pubmed*, auf der weltweit durchgeführte medizinische Studien veröffentlicht werden, sind fast 6.000 Studien im Zusammenhang mit Curcuma gelistet.
Somit ist es schließlich nicht überraschend, dass sogar offizielle Institutionen Curcuma längst als Heilpflanze anerkannt haben, sei es für Verdauungsbeschwerden oder Rheuma. So

empfiehlt sogar die Weltgesundheitsorganisation (WHO) die Verwendung von Curcuma bei rheumatischen Erkrankungen. Dies ist darauf zurückzuführen, dass Curcuma offensichtlich fähig ist, Entzündungsprozesse in den Gelenken aufzuhalten. Infolgedessen zeigen sich vielfältige Symptomverbesserungen, sei es eine Verringerung der Morgensteifigkeit und Gelenkschwellung sowie eine Verbesserung der Beweglichkeit und des Geh- und Stehvermögens.

Diese Verbesserungen wurden in einer sehr interessanten klinischen Vergleichsstudie belegt, bei der eine Kontrollgruppe Curcuma und die andere Phenylbutazon verabreicht bekamen. Letzterer ist ein chemischer Wirkstoff, der in der heutigen Medizin aufgrund markanter Nebenwirkungen nur noch für kurzzeitige Behandlungen bei rheumatischen Erkrankungen in Frage kommt.

In der englischsprachigen Literatur wird die Intensität der antientzündlichen Eigenschaften des Curcumas sogar mit denen steroidalen und nicht-steroidalen Medikamenten verglichen. Da derartige Präparate häufig mit bedenklichen Nebenwirkungen verbunden sind, kann Curcuma eine wertvolle Alternative sein, die zwar in der Regel keinen vollständigen Ersatz für herkömmliche Behandlungsmethoden bei rheumatischen Erkrankungen bedeutet, aber doch oftmals dazu führen kann, dass eine Reduzierung der synthetischen Medikamente möglich wird.
Die gesundheitsfördernden Einsatzmöglichkeiten beschränken sich jedoch nicht nur auf die erwähnten Krankheitsbilder, sondern sie sind sehr viel umfangreicher. So wird Curcuma auch zur Stärkung des Immunsystems eingesetzt, sowie als begleitende Maßnahme bei diversen Krebserkrankungen, degenerativen Krankheiten und chronischen Entzündungen.

Aus der traditionellen chinesischen Medizin (TCM) sowie aus dem Ayurveda sind darüber hinaus noch zahlreiche weitere Anwendungsbereiche und Indikationen bekannt.

Einer der wesentlichen Gründe für die gesundheitsfördernden Eigenschaften des Curcumas besteht in der antioxidativen Wirkung, die dazu führt, dass freie Radikale, die nichts anderes als aggressive Sauerstoffmoleküle sind, neutralisiert werden.

Zwar verfügen auch viele andere Nahrungsergänzungsmittel wie beispielsweise Vitamin C und E, Selen und einige weitere über diese Eigenschaft, aber bei Curcuma ist sie in einem besonders hohen Maße vorhanden und wird auf den hauptsächlichen Wirkungsbestandteil Curcumin zurückgeführt. Curcumin wirkt nicht nur antioxidativ, antiviral, entzündungshemmend und antimikrobiell, sondern auch antimutagen und krebshemmend. Derartige Wirkungsmechanismen konnten längst durch zahlreiche Studien belegt werden.

Für die Polymyalgia sind mehrere Eigenschaften des Curcumins von Bedeutung, allen voran der stark entzündungshemmende Wirkmechanismus. Bei akuten Entzündungen wird auf der Basis von Studien die entzündungshemmende Eigenschaft des Curcumas vergleichbar stark wie Cortison bewertet, und bei chronischen Entzündungen erreichte Curcuma immerhin noch eine halb so starke Entzündungshemmung wie Cortison, allerdings ohne die vom Cortison bekannten Nebenwirkungen. Und auch wenn noch diverse Wirkmechanismen des Curcumas bislang unerforscht sind, so besteht in wissenschaftlichen Kreisen dennoch Einigkeit darin, dass Curcumin fähig ist, durch die Anpassung bestimmter Entzündungsstoffe Autoimmunerkrankungen zu blockieren.

Auch von Interesse bei der Polymyalgia ist die Tatsache, dass Curcuma außerdem in der Lage ist, Pilze (Candida) zu hemmen. Da viele Polymyalgia-Patienten spätestens durch die Einnahme von Cortison diese lästigen Mitbewohner in sich tragen werden, ist auch in diesem Kontext die Einnahme von Curcuma sehr sinnvoll.
Aufgrund dieser enorm breit gefächerten Wirkungsweise ist nachvollziehbar, warum immer mehr Therapeuten das unverkennbar vorhandene gesundheitsfördernde Potential für ihre Patienten nutzen. Ganz sicher gehört Curcuma zu den zukunftsweisenden Wirkstoffen und wird immer mehr einen wichtigen Stellenwert bei der Vorbeugung oder Behandlung bestimmter Zivilisationserkrankungen einnehmen. Fragen Sie Ihren Arzt oder Apotheker.

Enzymtherapie

Wenn man sich auf die Suche begibt, sanfte Alternativen zur gefürchteten Cortisontherapie zu finden, stößt man meistens auf die Empfehlung, Enzyme einzusetzen. Auch wenn Kritiker der Enzymtherapie darauf verweisen, dass der Wirkmechanismus nicht überzeugend sei, so weisen dennoch zahlreiche positive Erfahrungen von Patienten mit entzündungsbedingten Erkrankungen beeindruckende Erfolge auf. Ohne Zweifel gehören die Enzyme zu den wichtigsten Botenstoffen unseres menschlichen Organismus, und zur Aufrechterhaltung der Gesundheit nehmen sie wichtige Schlüsselfunktionen ein.

Allein die Tatsache, dass es über 10.000 verschiedene Enzyme im menschlichen Körper gibt, zeigt die Bedeutung von Enzymen auf. Trotz dieser großen Wichtigkeit der Enzyme sind bis heute lediglich ca. 3.000 von ihnen genauer erforscht. Sicher wird den Enzymen zukünftig in der Medizin und Wissenschaft ein größerer Stellenwert eingeräumt, als dies bislang der Fall ist. Inzwischen hat man allerdings schon so viele beeindruckende Erkenntnisse gewonnen, dass Enzyme seit einigen Jahren immer häufiger bei unterschiedlichen akuten und chronischen Erkrankungen eingesetzt werden. Insbesondere sind dies Verletzungen und entzündungsbedingte Krankheitsbilder wie etwa jene, die zu den rheumatischen Formenkreisen gehören.

Wie nützlich sich Enzyme sehr häufig erweisen, zeigt sich auch in der Sportwelt, wo viele Leistungssportler und ihre betreuenden Ärzte Enzyme sehr häufig einsetzen, um Sportverletzungen schneller auszuheilen. Hier wird immer wieder eindrucksvoll gezeigt, wie effektiv Enzyme dazu beitragen, Heilungsprozesse zu beschleunigen, sodass die Sportler viel schneller wieder einsatzbereit sind. Enzyme sind sehr spezifisch, und jedes von ihnen hat seine ganz eigenen Aufgaben wie beispielsweise Verdauungsenzyme, die dafür verantwortlich sind, die aufgenommene Nahrung in einfache Bausteine zu zerlegen, damit diese vom Organismus besser verwertet werden können. Hierzu gehören unter anderem Pepsin, Trypsin und Amylase.

Auch Laktase ist ein Verdauungsenzym. Dieses ist dafür zuständig, die in der Nahrung enthaltene Laktose in Einzelbausteine zu zerlegen. Menschen mit einer Laktoseintoleranz verfügen nicht über dieses Enzym, sodass sie mit körperlichen Symptomen wie Bauchschmerzen reagieren, wenn sie trotzdem Milchprodukte verzehren. Enzyme selbst sind Proteine, die wie andere Eiweiße auch, aus Aminosäuren bestehen. Dabei sind die Enzyme quasi Tausendsassa, denn sie sind für so viele Abläufe im menschlichen Organismus zuständig, dass ein Leben ohne sie kaum vorstellbar ist. So sind sie nicht nur an zahlreichen Stoffwechselprozessen beteiligt, sondern auch an der Atmung, dem Wachstum, dem Immunsystem, der Zellerneuerung, an Heilungsprozessen, der Fortpflanzung und der Verdauung. Aufgrund ihrer Vielseitigkeit und weil sie in der Lage sind, chemische Reaktionen im Körper auszulösen, zu beschleunigen oder auch zu hemmen, werden Enzyme auch gerne als *Biokatalysatoren* bezeichnet.

Auf dieser Grundlage ist es den Enzymen möglich, sich auf vielfältige Weise positiv auf die Gesundheit auszuwirken. So aktivieren sie nicht nur die Selbstheilungskräfte und das Immunsystem, sondern können auch bei Entzündungen zu deutlichen Verbesserungen führen. Inwieweit sie bei entzündungsbedingten Erkrankungen wirksam sind, hängt von verschiedenen Faktoren ab, und es liegen längst nicht für alle dieser Krankheitsbilder hinreichende Forschungsergebnisse vor.

Interessant ist in diesem Zusammenhang aber beispielsweise die Erkenntnis, wie Enzyme bei der Multiplen Sklerose wirken können. Bei dieser schubweise verlaufenden chronischen neurologischen Erkrankung, die genau wie die Polymyalgia mit Entzündungen einhergeht, zeigen Enzyme gute Behandlungserfolge, wenn diese direkt beim Auftreten der allerersten Symptome eingesetzt werden.

Werden sie hingegen erst zu einem späteren Zeitpunkt verwendet, zeigt sich dieser Erfolg nicht. Wichtig ist jedoch nicht nur eine frühzeitige Einnahme von Enzymen, sondern auch eine hohe Dosierung von ungefähr 15 Tabletten täglich, was allerdings vom Tabletteninhalt und dem jeweiligen Hersteller abhängig ist.

Noch sind die genauen Mechanismen, die die Enzyme bei entzündungsbedingten Krankheiten entfalten, wissenschaftlich noch nicht vollständig entschlüsselt. Man weiß allerdings, dass sie in der Lage sind, den Ablauf von Entzündungsprozessen zu beschleunigen und Mediatoren wie freigesetzte Prostaglandine und Kinine spalten. Zu diesen Mediatoren, die ebenfalls den rheumatischen Prozess anheizen und als entzündungsfördernd bekannt sind, gehören auch die sogenannten *Zytokine*.

Diese können durch Enzyme entfernt werden, sodass sich auch durch diesen Mechanismus eine Symptomlinderung und Schmerzreduzierung einstellen kann. Enzympräparate gehören heutzutage bei rheumatischen Erkrankungen in der ganzheitlichen Therapie schon häufig zur Basisbehandlung. Denn nicht nur beeindruckende Symptomverbesserungen können sich hierdurch einstellen, sondern auch eine Reduzierung anderer Medikamente ist oftmals möglich.

Die Enzymtherapie gilt als weitestgehend nebenwirkungsarm. In Einzelfällen kann es zu allergischen Reaktionen kommen. Dies betrifft insbesondere eine Allergie auf Schimmelpilze, da einige Enzympräparate auf deren Basis hergestellt werden, aber auch Reaktionen auf Ananas (Bromelain) sind möglich.
Bei hohen Dosierungen können leichte Verdauungsprobleme auftreten wie Blähungen und Völlegefühl. Indem die Tabletten über den Tag hinweg verteilt eingenommen werden, können zumindest die Verdauungsprobleme weitestgehend vermieden oder reduziert werden.

Fettsäuren, ungesättigte (Omega 3 und Omega 6)

Schon seit längerer Zeit sind Omega-3-Fettsäuren dafür bekannt, dass sie den Verlauf zahlreicher Erkrankungen günstig beeinflussen können. Dennoch wird den ungesättigten Fettsäuren im Vergleich zu vielen anderen Nahrungsergänzungsmitteln relativ wenig Aufmerksamkeit entgegengebracht. Möglich, dass dies darauf zurückzuführen ist, dass Fette im Allgemeinen ein eher negatives Image haben, denn sie werden allzu oft mit ungesunder Lebensweise und Übergewicht in Verbindung gebracht.

Dabei können sich gerade bei rheumatischen Erkrankungen bestimmte Fette als äußerst nützlich für die Gesundheit erweisen. Experten verweisen sogar darauf, dass bei diesen Krankheitsbildern die Verwendung von gesunden Fettsäuren der wichtigste diätetische Aspekt überhaupt ist. Denn wenn der Körper mit den „richtigen Fetten" versorgt wird, wirkt sich dies sehr förderlich auf den Krankheitsverlauf aus, indem diese in der Lage sind, Entzündungen in Schach zu halten.

Ungesunde Fette jedoch bewirken genau das Gegenteil und führen zu einer Verstärkung der Entzündungsprozesse. Doch was sind gute bzw. schlechte Fette? Die Fette, die sich gesundheitsfördernd auswirken und für den Mensch lebensnotwendig sind, werden als *essentiell* bezeichnet und meinen die mehrfach ungesättigten Fettsäuren. Hierzu gehören insbesondere die Omega-3 Fettsäuren. Sie sind für einen gesunden Organismus unverzichtbar, weil sie an zahlreichen Stoffwechselprozessen beteiligt sind wie am Immunsystem, an der Verdauung und am Fettstoffwechsel. Aber auch die Gehirnleistung und die Herz-Kreislauf-Funktionen werden durch sie beeinflusst. Außerdem sind sie auch an der Regulierung von *Prostaglandinen* (Gewebshormonen) beteiligt, sodass sie einen wichtigen Einfluss beim Entzündungsgeschehen nehmen können, was bei der Polymyalgia von großer Bedeutung ist. Für dieses Krankheitsbild ist aber auch gut zu wissen, dass die Omega-3-Fettsäuren als Gegenspieler der *Linolsäure* bzw. der *Arachidonsäure* auftreten. Arachidonsäure gehört zu den negativen Fettsäuren, weil sie Entzündungsprozesse anheizen. Um diese zu vermeiden, sollte man insbesondere den Fleisch- und Wurstkonsum stark einschränken, denn nur tierische Lebensmittel enthalten diese ungünstigen Fette. In der Pflanzenwelt kommt die Arachidonsäure hingegen nicht vor, hier sind es stattdessen die Linolsäuren, die vermieden werden sollten, einem der Hauptvertreter der entzündungsfördernden Omega-6-Fettsäuren.

Der Arachidonsäure entgegenwirken kann man außerdem durch eine ausreichende Zufuhr von Omega-3-Fettsäuren, weil diese in der Lage sind, die Umwandlung der Arachidonsäure in entzündungsfördernde Substanzen zu verhindern. Somit sind die Omega-3-Fettsäuren ein wichtiger Gegenspieler der Omega-6-Fettsäuren.

Die Omega-6-Fettsäuren gelten als entzündungsfördernd und sollten somit bei der Polymyalgia nur in geringen Mengen verzehrt werden. Dabei ist zu beachten, dass man dem Körper ein ausgewogenes Verhältnis zwischen Omega 3- und Omega-6-Fettsäuren zur Verfügung stellt. Entscheidend ist nämlich nicht allein die absolute Menge, sondern ein ausgewogenes Verhältnis, wonach Omega 3 zu Omega 6 im Verhältnis von 1:5 stehen sollte. Auch eine unausgewogene Ernährung kann zu einem Missverhältnis dieser beiden Fettsäuren führen. Ein Übermaß an Fleisch, Eiern, Industriemargarine und Molkereiprodukten führt zu einer zu hohen Aufnahme von Omega 6-Fettsäuren. Auch bei vielen Getreideprodukten überwiegen die Omega-6 Fettsäuren, sei es in Form von Brot, Kuchen, Waffeln oder anderem Gebäck – alles Lebensmittel, mit denen wir tagtäglich konfrontiert werden. Ebenso sind bestimmte pflanzliche Öle zu vermeiden, allen voran das Distelöl. Dieses enthält große Mengen (ca. 70 %) Linolsäure, wie bereits erwähnt, ist dies der Hauptvertreter der Omega-6-Fettsäuren.

Ein Zuviel an Omega-6 wirkt sich in doppelter Hinsicht negativ auf die Gesundheit aus. Omega-6-Fettsäuren fördern nicht nur Entzündungen, sondern sie sind gleichzeitig auch ein Unterdrücker der Wirksamkeit der Omega-3-Fettsäuren. Infolgedessen können sich diverse gesundheitliche Probleme entwickeln wie etwa, dass das Immunsystem mit Entzündungsreaktionen antwortet, im Prinzip genau dem Geschehen, das wir von Autoimmunerkrankungen her kennen. Umso wichtiger ist es, bei der Polymyalgia auf ein möglichst ausgewogenes Verhältnis von Omega-3 und Omega-6 Fettsäuren zu achten.

Auf dieses Verhältnis wirkt sich übrigens auch die Aufbewahrung der jeweiligen Öle aus. Durch Hitze, Licht, Sonneneinstrahlung, Sauerstoff und bestimmte Herstellungsverfahren kann es zu deutlichen Beeinträchtigungen der hochwertigen Fettsäuren kommen, indem das Öl ranzig wird. Dies kann sogar dazu führen, dass der Verzehr nicht nur ohne die erwünschte Wirkung erfolgt, sondern dieses Öl sogar schädlich sein kann. Häufig beklagt wird in diesen Fällen Übelkeit. Weil der Körper nicht in der Lage ist, die ungesättigten Fettsäuren selbst zu produzieren, ist er auf eine regelmäßige und ausreichende Zufuhr von außen angewiesen. Wenn man hierbei jedoch bedenkt, dass wir in der Regel mehr Omega-6-Fettsäuren über die Nahrung aufnehmen als Omega- 3-Fettsäuren, dann wird das Ungleichgewicht schnell klar. Die „schlechten" Fettsäuren überwiegen, und somit steigt auch die Gefahr einer Entzündung. Ziel ist es hier, den Anteil an Omega-3-Fettsäuren zu erhöhen, so dass er nach Möglichkeit über dem Anteil der Omega-6-Fettsäuren liegt.

Dies kann durch eine gezielte Ernährung und durch entsprechende Nahrungsergänzungen geschehen. Die Ernährung sollte Lebensmittel wie Gemüse, Salate, Pilze und insbesondere Fischsorten wie Lachs, Forelle, Heilbutt, Kabeljau, Hering und Makrele enthalten. Aufgrund des hohen Gehalts an Omega-3-Fettsäuren dienen diese Kaltwasserfische sehr häufig als Quelle entsprechender Nahrungsergänzungsmittel. Hiermit kann man dem Körper eine größere Menge dieser Fettsäuren in konzentrierter Form zur Verfügung stellen, als es über die tägliche Nahrung möglich ist.

Noch reichhaltiger ist allerdings das pflanzliche Leinöl. Dieses ist als eines der wenigen Lebensmittel bekannt, das über einen extrem hohen Anteil an Omega-3-Fettsäuren verfügt. In 100 Gramm Leinöl sind bis zu 50 Gramm dieser wichtigen Fettsäuren enthalten, da erscheint die Menge, die in fettreichen Fischarten vorhanden ist, mit 3 Gramm als geradezu bescheiden. Als noch reichhaltiger als das Leinöl gilt das sogenannte *Perilla-Öl*, das ebenfalls pflanzlichen Ursprungs ist und hauptsächlich in Süd-Ostasien beheimatet ist.
Sehr empfehlenswert ist außerdem das sogenannte Krillöl, welches in den vergangenen Jahren zunehmend in den Fokus der orthomolekularen Medizin gelangt ist. Und das nicht zu Unrecht, wie Studien und Testreihen in der ganzen Welt zeigen.

Hier konnte das Krillöl, was die Wirkweise im Vergleich zu Fischölkapseln betrifft, die deutlich besseren Resultate vorweisen. Das Krillöl wird aus kleinen antarktischen Krebsen extrahiert, die eigentlich als Walnahrung dienen. Das Vorkommen dieser Krebse in der Antarktis ist enorm und beträgt mehrere hundert Millionen Tonnen, weshalb man sich auch über die Ausrottung durch den Fang dieser Tierchen keine Gedanken machen muss. Noch dazu ist die Fangquote stark beschränkt und die Einhaltung der vorgegebenen Fangmenge wird streng überwacht.

Schwermetallbelastungen, Pestizide und andere Schadstoffe liegen bei Krillöl so gut wie gar nicht vor, die Grenzwerte werden bei Messungen unterschritten. Die Vorteile von Krillöl liegen dabei praktisch auf der Hand. Die in Krillöl enthalten Omega-3-Fettsäuren weisen die Struktur der körpereigenen *Phospholipide* auf. Das sind die Bausteine für die Zellen, besonders für die Zellen des Gehirnstoffwechsels. So können die Omega-3-Fettsäuren des Krillöls direkt vom Körper aufgenommen und verarbeitet werden und ihre wichtigen Aufgaben zum Zellaufbau ohne Verzögerung wahrnehmen. Die Omega-3-Fettsäuren im Fischöl zeigen sich hingegen als Triglyzeride und müssen erst einen Umweg über die Leber nehmen, um dort so umgewandelt zu werden, dass sie sich mit den Zellen verbinden können. So verzögert sich auch die Wirkung.
Der Körper kann also das Krillöl besser verarbeiten und somit auch effektiver verdauen. Ein unangenehmes Aufstoßen, wie es bei Fischöl oft der Fall ist, bleibt aus. Das bedeutet auch für Menschen mit einer problematischen Fettverdauung eine leichtere Aufnahme der Omega-3- Fettsäuren aus dem Krillöl. Auch der „fischige" Geschmack ist bei Krillöl so nicht zu finden. Krillöl-Kapseln sind oftmals teurer als Fischöl-Kap-

seln, doch gleicht die deutlich bessere Wirkung diesen erhöhten Preis um ein Vielfaches aus. Für das Krillöl spricht außerdem auch die besonders gute Verträglichkeit im Vergleich zu anderen Ölen. So wurde im Vergleich zu Mais- und Fischöl eine Studie mit Ratten durchgeführt, die ebenfalls Omega-3- Fettsäuren enthalten. Die Tiere zeigten keine auffälligen Veränderungen in der Darmtätigkeit nach der Gabe von Krillöl, wohl aber nach der Aufnahme von Mais- bzw. Fischöl. Auch bei Studien mit Menschen zeigte sich eine gute Verträglichkeit, insbesondere bei Fettverdauungsstörungen. Im Gegensatz zu Fischöl konnten die in Krillöl enthaltenen Omega-3- Fettsäuren ihren Weg durch die Galle bewältigen, ohne dass es zu Aufstoßen, Übelkeit oder anderen Unverträglichkeiten gekommen wäre.

Als wäre all das noch nicht genug, wartet das Krillöl schließlich noch mit einer weiteren äußerst wertvollen Eigenschaft auf, die sich gesundheitsförderlich auswirkt. So verfügt Krillöl auch über einen hohen Gehalt an Astaxanthin, einem äußerst effektiven Wirkstoff, der sich bei vielen gesundheitlichen Problemen günstig auswirkt und am Anfang dieses Kapitels bereits ausführlich beschrieben wurde.

Krillöl in der Wissenschaft -
gibt es ausreichende wissenschaftliche Studien, die die gesundheitlichen Vorteile dokumentieren?

Der hohe Anteil an Omega-3-Fettsäuren und weitere, wichtige Zellstoffe, wie Vitamin A oder E sowie Astaxanthin, hat die Forscher und Wissenschaftler natürlich auf den Plan gerufen, sich mit dem Krillöl intensiver zu beschäftigen. Vor allen Dingen im Vergleich mit dem Fischöl sind die Erkenntnisse heute sehr interessant. Die Anzahl der internationalen Studien und Testreihen, die mit Menschen und Tieren durchgeführt wurden, zeigen sich überschaubar, nur wenige von ihnen wurden tatsächlich publiziert und können somit als wissenschaftlich anerkannt gelten. Meistens ist eine Anerkennung dann gegeben, wenn die Ergebnisse und die Inhalte der Studie nachvollziehbar, allgemeingültig und neutral sind und durch entsprechende Zahlen belegt werden können. Zu unterscheiden davon sind solche Studien und Testreihen, die von pharmazeutischen Herstellern in erster Linie dazu erstellt werden, um ein Produkt am Markt etablieren zu können. Solche „Werbestudien" halten oft den wissenschaftlichen Anforderungen nur in geringem Maße stand und werden daher meistens auch nicht veröffentlicht.

Im Bezug auf das Krillöl sind die Angaben zur Wirkungsweise der Omega-3-Fettsäuren wissenschaftlich schon lange belegt. Dass der Körper diese „guten" Fettsäuren zum Zellaufbau und für den Transport von Boten- und Nährstoffen benötigt, wird auch von medizinischer Seite bestätigt. Auch die entzündungshemmenden Eigenschaften der Omega-3-Fettsäuren und die wichtige Bedeutung für das Gehirn stehen außer Frage. Dies betrifft die Omega-3-Fettsäuren im Allgemeinen. Was das Krillöl so interessant macht, ist die Tatsache, dass die Omega-3-Fettsäuren die gleiche Struktur wie die körpereigenen Phospholipide aufweisen und damit direkt von den Zellen aufgenommen werden bzw. ihre wichtigen Aufgaben zum Zellaufbau ohne Verzögerung wahrnehmen können.

Es finden sich größere, internationale Universitäts- und Klinikstudien, die beachtliche Ergebnisse zur Wirkweise von Krillöl, auch im Vergleich zu Fischöl, vorweisen können.

So wurde eine Studie mit Ratten durchgeführt, um die Verträglichkeit von Krillöl im Vergleich zu Mais- und Fischöl, die ebenfalls Omega-3-Fettsäuren enthalten, zu testen. Die Tiere zeigten keine auffälligen Veränderungen in der Darmtätigkeit nach der Gabe von Krillöl, wohl aber nach der Aufnahme von Mais- bzw. Fischöl. Auch bei Studien mit Personen zeigte sich gute Verträglichkeit, insbesondere bei Fettverdauungsstörungen. Im Gegensatz zu Fischöl, konnten die in Krillöl enthaltenen Omega-3-Fettsäuren ihren Weg durch die Galle bewältigen, ohne dass es zu Aufstoßen, Übelkeit oder anderen Unverträglichkeiten gekommen wäre.

Bei den Beschwerden des *prämenstruellen Syndroms* zeigten sich bei den Teilnehmerinnen einer Studie deutliche Verbesserungen der körperlichen Beschwerden und der psychischen Verfassung nach der Langzeiteinnahme von Krillöl, erfasst über einen Zeitraum von drei Monaten. Typische Symptome wie Müdigkeit, Brust- und Unterleibsschmerzen, Migräne, Übelkeit, übersteigerter Appetit und Stimmungsschwankungen, wurden durch die Einnahme von Krillöl auch schon nach einem kürzeren Zeitraum leicht gebessert. Auch die Reduktion von Schmerzmitteln konnte verzeichnet werden. Hier haben sich besonders die Eigenschaften der Omega-3-Fettsäuren zur Entzündungshemmung hervorgetan.

Auch eine Studie, die sich auf die Wirkung von Krillöl bei erhöhten Blutfetten konzentrierte, wieder im Vergleich zu Fischöl, zeigte über einen Zeitraum von 90 Tagen eine wesentliche Senkung des Gesamtcholesterins sowie der LDL-Werte und einen Anstieg der HDL-Werte. Dabei wurde ebenfalls eine bezeichnende Verbesserung der Werte mit Krillöl, gegenüber dem Fischöl, vermerkt und das bei gleicher Dosierung.

Weiterhin wurde die Aufnahme und Verträglichkeit der unterschiedlich strukturierten Omega-3-Fettsäuren aus Krill- und Fischöl in einer Maus-Modell-Studie getestet, unter der Prämisse, dass die Mäuse an einer Fettresorptionsstörung leiden. Hier schnitt das Krillöl mit den Phospholipiden besser ab als das Fischöl mit Triglyceriden.

Neben diesen Studien, die auch international Anerkennung gefunden haben, gibt es weitere Studien, die aber unzureichend belegt sind und vielfach von Pharmaunternehmen produktspezifisch ausgerichtet sind. In den Verzeichnissen veröffentlichter Studien sind sie nicht zu finden, weshalb auch ihre Aussagen keine ausreichenden Beweise für die Wirksamkeit liefern können.

Darüber hinaus sind viele Studien noch nicht abgeschlossen. Die Testergebnisse hinsichtlich der herausragenden, antioxidativen Eigenschaften der in Krillöl enthaltenen Stoffe, im Vergleich zu anderen, natürlichen Antioxidantien, sind nicht ausreichend überprüft, lediglich die bessere Wirksamkeit gegenüber Fischöl kann hier unterschrieben werden.
Und auch die Wirkung von Krillöl als Anti-Aging Mittel ist nicht hinreichend belegt. Sicher ist, dass Krillöl das aktive Antioxidans Astaxanthin enthält, was dem Krillöl auch seine bestechende Farbe verleiht. Weiterhin ist auch die wichtige Funktion der Omega-3-Fettsäuren auf die Zellwände und den Zellaufbau nicht in Frage zu stellen. Inwiefern aber nun durch Krillöl Falten gemildert oder beseitigt werden, darüber fehlen hier die wissenschaftlichen Erkenntnisse.

Weitere Studien, die sich mit Krillöl als wirksames Mittel bei chronischen Entzündungen, wie z.B. Arthritis oder bei Herz/Kreislauferkrankungen beschäftigen, liegen krankheitsspezifisch mit positiven Ergebnissen vor, beziehen sich aber in erster

Linie auf das jeweils gestestete Krankheitsbild und können nicht als allgemeingültig für alle chronischen Entzündungen oder Herz/Kreislauferkrankungen herangezogen werden. Davon unberührt bleibt der Einfluss von Omega-3-Fettsäuren in Krillöl auf die positive Wirkung auf Entzündungen und als Entzündungshemmer.

Studien, die sich auf die Wirkung von Omega-3-Fettsäuren mit einem hohen EPA-Gehalt bei den Krankheitsbildern ADS und ADHS beziehen, weisen zwar interessante Ergebnisse auf, können aber nicht direkt mit dem Krillöl in Verbindung gebracht werden, da hier „Nahrungsergänzungsmittel" mit entsprechend hohem EPA-Gehalt der Omega-3-Fettsäuren getestet wurden. Eine genaue Bezeichnung der Nahrungsergänzungsmittel liegt nicht vor. Von Vermarktern der Krillöl-Kapseln wird jedoch bei Erwähnung dieser Studien gerne der Zusatz „Nahrungsergänzungsmittel, wie Krillöl" hinzugefügt. Die aus diesen Studien resultierenden Ergebnisse beziehen sich dabei auf die Wirkungsweise bei den behandelten Kindern und Jugendlichen im Hinblick auf die Omega-3-Fettsäuren mit hohem EPA-Gehalt allgemein.

Katzenkralle

Die Katzenkralle ist als Heilpflanze sehr begehrt und wird bei uns vielfach als Nahrungsergänzungsmittel oder in Form von Tee eingenommen. Ihr werden besonders stärkende Eigenschaften auf das Immunsystem zugeschrieben, aber auch bei diversen Krankheitsbildern haben Studien und Forschungen gezeigt, dass die Katzenkralle ein enormes gesundheitliches Potential aufweist. Bis heute erweisen sich die zahlreichen Forschungsergebnisse hinsichtlich der Inhaltsstoffe der Katzenkralle als sehr ergiebig. Mehr als 50 verschiedene, pflanzliche Wirkstoffe konnten hier festgestellt werden. Allen voran stehen die *Alkaloide*, die das Immunsystem intensiv unterstützen können. Als Hauptwirkstoff wird dabei das *Isopteridin* angesehen, das sich besonders auf die Immunabwehr positiv auswirkt. Die weißen Blutkörperchen und die Fresszellen im Körper, die schädliche Bakterien und Krankheitserreger erkennen und vernichten, werden aktiviert und beschleunigt. *Rynchophyllin*, das zu den sechs wichtigen Alkaloiden gehört, verdünnt das Blut, damit es weder zu Stauungen, noch zu Bluthochdruck kommen kann. *Hirustin* schützt die Zellen und ist besonders bei der Bekämpfung von Viren ein wichtiger Motivator für das Immunsystem.

Die Darmflora wird durch Hirustin wieder ins Gleichgewicht gebracht. Das in den Alkaloiden enthaltene *Ornithin* ist ein natürliches Antibiotikum und schützt vor Entzündungen und Infektionen. Es ist ein wirksamer Bestandteil gegen die Ansiedlung von Pilzen und Bakterien im Körper.
Auch für die Entzündungshemmung ist das Immunsystem verantwortlich. Nur durch das Erkennen und Verifizieren von Schädlingen können Antikörper gebildet werden, die einer Infektion oder einer Entzündung vorbeugen. Besonders das *Isopteridin*, ein Alkaloid in der Katzenkralle, leistet hier beachtliche Dienste. Es hilft den Fresszellen, die Schädlinge aufzunehmen und zu vernichten, Krankheitserreger wie Viren, Bakterien und sogar Krebszellen, besser zu verdauen.

Neben den Alkaloiden finden sich in der Katzenkralle noch weitere Inhaltsstoffe, die als *Sterole* bezeichnet werden. Sie können Entzündungen hemmen, Zellen reparieren und schützen gegen das Voranschreiten von Krebskrankheiten. Die Katzenkralle weist hier *Beta-Sitosterol, Stigmasterol* und

Campesterol auf. *Beta-Sisterol* kann die Cholesterinwerte senken und somit für einen ausgeglichenen Cholesterinspiegel sorgen. Auch die enthaltenen *Quinone* sind für die Entzündungshemmung bekannt.

Die entzündungshemmenden Bestandteile der Kratzenkralle fördern die Bildung von Antikörpern gegen Keime, Viren und Bakterien, gleichzeitig werden die weißen Blutkörperchen vermehrt und die Fresszellen aktiviert. Die „Falschprogrammierung" der Zellen, die bei den Autoimmunerkrankungen vorliegt, kann reduziert werden. So lässt sich auch hier eine Besserung durch zahlreiche Studien belegen.

Somit ist nachvollziehbar, dass die Katzenkralle aufgrund ihrer entzündungshemmenden Eigenschaften ein großes Wirkungsspektrum aufweist. Das betrifft eine Vielzahl von entzündungsbedingten Erkrankungen wie unter anderem die Polymyalgia, die entzündliche Arthritis, grippale Infekte und Krankheiten, die mit Fieber einhergehen oder verschiedene Herpesformen. Zahlreiche Tests konnten aufzeigen, dass sich Entzündungen um bis zu 70 % besserten.

Interessant für die Behandlung der Polymyalgia ist auch zu wissen, dass eine Versuchsstudie der Universitätsklinik Innsbruck bei der Polyarthritis beachtliche Ergebnisse erzielen konnte, indem sich hier das mehrfache Entzündungsbild wesentlich verbesserte, und sich die Morgensteifigkeit verminderte. In Österreich ist die Katzenkralle auch als Medikament zur Behandlung der rheumatoiden Arthritis zugelassen. Um die Ergebnisse noch sicherer zu gestalten, wurde ein Teil der Patienten mit Placebos behandelt. Die Patienten, die Placebos erhielten, verspürten keinerlei Besserung, die Katzenkralle-Patienten hingegen deutlich.

Nachdem in einer weiteren Testphase alle Patienten Katzenkralle-Präparate erhielten, konnte die sichere Wirkweise der Katzenkralle belegt werden, was auch für die Behandlungserfolge bei der Polymyalgia Hoffnungen weckt.

Lebertran

Ein altbewährtes, aber dennoch heutzutage eher in den Hintergrund geratenes Nahrungsergänzungsmittel ist der Lebertran. Vor einigen Jahrzehnten war es an der Tagesordnung, dass fast jedes Kind täglich einen Löffel Lebertran zum Frühstück bekam, ob es wollte oder nicht. Aufgrund des sehr fischigen Geschmacks war Lebertran nie eine Lieblingsspeise, sondern wohl eher ein lästiges Übel in der Kindheit. Dabei kann sich heute vielleicht so mancher seinen Eltern bedanken, dass er früher trotz des Widerwillens Lebertran geschlürft hat und heute womöglich über eine robuste Gesundheit verfügt. Wusste man damals zwar, dass Lebertran gesundheitsfördernde Eigenschaften aufwies, so war jedoch wenig über die genauen Wirkmechanismen bekannt. Heute weiß man, dass sich Lebertran insbesondere aufgrund des sehr hohen Gehalts an Vitamin A, Vitamin D, sowie den Omega-3-Fettsäuren, EPA und DHA so begünstigend auf die Gesundheit auswirkt.

Der Gehalt der Vitamine A und D ist deutlich höher als im Fischöl, was den Lebertran somit wertvoller erscheinen lässt. Die Wirksamkeit des Lebertrans kann durch eine Kombination mit Magnesium und Calcium sogar noch erhöht werden. Damit Lebertran nicht ranzig wird, sollte es im Kühlschrank aufbewahrt werden. Ein angenehmer Nebeneffekt durch die Kühlung ist, dass der Geschmack des Lebertrans sich deutlich besser ertragen lässt.

Magnesium

Eine häufig vernachlässigte Möglichkeit, Entzündungen erfolgreich entgegenzutreten, besteht in einer ausreichenden Versorgung mit Mineralstoffen. Diese sind für den Körper genauso wichtig wie Vitamine und Aminosäuren, allerdings werden sie allzu oft nicht berücksichtigt. Zu den Mineralstoffen zählen Magnesium (Mg), Calcium (Ca), Kalium (K), Natrium (Na), Chlor (CI) und Phosphor (P).

Als besonders wirksames Mineral bei der Behandlung von entzündungsbedingten Krankheitsbildern kommt besonders dem Magnesium eine herausragende Rolle zu. Während auf der einen Seite ein Magnesium-Mangel zur Entstehung von Entzündungen beiträgt, ist eine ausreichende Magnesium-Versorgung andererseits in der Lage, effektiv Entzündungen entgegenzutreten.

Bei der Polymyalgia zeigt sich das Magnesium allerdings nicht nur hinsichtlich seiner positiven Eigenschaften in Bezug auf die Linderung der Entzündungsprozesse, sondern es ist auch sehr hilfreich bei der Reduzierung von Schmerzen und der morgendlichen Steifigkeit. Außerdem wirkt es sich auch günstig auf den Energiehaushalt aus. Da viele Polymyalgia-Patienten unter einer extremen Müdigkeit und Erschöpfung leiden, kann das Magnesium also auch in diesem Bereich gute Dienste leisten. Dass sich das Magnesium sehr positiv auf den Energiehaushalt auswirkt, ist nachvollziehbar, wenn man weiß, dass dieses intensiv am Energiestoffwechsel sowie an der Produktion von über 300 Enzymen beteiligt ist. Außerdem verbrauchen Menschen mit einer unzureichenden Magnesiumversorgung der Muskeln mehr Energie, sodass sie schneller ermüden. Leistungssportler beispielsweise kennen diesen Zusammenhang zur Genüge, somit achten sie stetig auf eine ausreichende Magnesiumversorgung. Eine ausgewogene Versorgung kann durch eine magnesiumhaltige Ernährungsweise, aber besser noch mithilfe von Magnesiumpräparaten, erreicht werden. Doch ist nicht allein die verabreichte Menge entscheidend, sondern es ist auch von Bedeutung, inwieweit das Magnesium überhaupt vom Körper aufgenommen wird. So kann das Magnesium nur dann vollständig verwertet werden, wenn die Aufnahme im Dünndarm und die von hier aus folgende Verteilung des Magnesiums in den Organismus reibungslos möglich ist. Eine optimale Aufnahme kann durch eine gleichzeitige Aufnahme von Aminosäuren erreicht werden, außerdem sorgt auch eine Aufteilung auf drei kleinere Portionen pro Tag für eine bessere Verwertung.

Moringa

Moringa wird schon seit einigen Jahrtausenden in der ayurvedischen Medizin in Indien und anderen asiatischen Ländern als ein vielseitiges traditionelles Heilmittel natürlichen Ursprungs eingesetzt, ist aber erst in den vergangenen ca. 5 Jahren auch in den westlichen Ländern bekannt geworden. Umso beeindruckender ist es, was für eine Erfolgsgeschichte Moringa inzwischen auch in Deutschland aufweisen kann.

Zahlreiche Fachleute und begeisterte Anwender beschreiben Moringa als einen „Wunderbaum" und eine Pflanze, die ihresgleichen sucht. Und nicht ohne Grund heißt der Moringabaum in afrikanischen Ländern übersetzt so viel wie „niemals sterben" (*Nebedaye*). Selbst namhafte Mediziner in der ganzen Welt sind begeistert von Moringa, zumal einige Zusammenhänge zwischenzeitlich auch durch zahlreiche wissenschaftliche Studien (über 700) belegt werden konnten wie etwa die einzigartige Vitalstoffkonzentration. Die Erfahrungsberichte sind schier beeindruckend und erwecken den Eindruck, als könne Moringa bei fast jeder gesundheitlichen Herausforderung behilflich sein und einen fast unglaublichen gesundheitlichen Nutzen bringen. Es wird behauptet, dass Moringa sich bei ungefähr 300 verschiedenen Erkrankungen gesundheitsfördernd auswirkt.

Auf den ersten Blick erscheinen solch vollmundig klingende Behauptungen auf uns eher unseriös als vertrauenserweckend, zu viele Anbieter anderer angeblicher „Wundermittel" hatten in der Vergangenheit schließlich den Mund allzu oft allzu voll genommen und konnten bei weitem nicht das halten, was sie versprachen. Insofern ist eine gesunde Skepsis verständlich und auch immer angebracht, wenngleich man sich nicht selbst die Türen verschließen sollte, indem man von vornherein alle neu erscheinenden Mittel über einen Kamm schert.

Gerade bei Moringa lohnt sich eine genauere Betrachtung, denn hier zeugen diverse Studien und Erfahrungsberichte davon, dass hier mehr dahintersteckt als einfache haltlose Behauptungen. Anscheinend ist es tatsächlich nicht grundlos, dass der Moringa inzwischen zu den nützlichsten bekannten Pflanzen auf unserem Planeten gezählt wird.

Moringa wird von den Blättern des Baumes *Moringa Oleifera* gewonnen. Dieser sehr anspruchslose Baum wächst auf sandigen Böden in tropischen und subtropischen Regionen wie etwa in Indien, in zahlreichen afrikanischen Ländern und auch auf den kanarischen Inseln. Trotz dieser sehr unwirtlichen Lebensumstände gedeiht der Moringabaum so prächtig, dass er die nährstoffreichste Pflanze auf der Erde ist.

Seine Blätter enthalten eine einzigartige Vitalstoffkonzentration, nämlich 92 wichtige Nährstoffe, 46 verschiedene Antioxidantien, alle lebensnotwendigen Aminosäuren und sekundären Pflanzenstoffe. Unter anderem sind dies fast alle Mitglieder der Vitamin B-Familie (B1, B2, B3, B6, B7), Vitamin C, Vitamin D, Vitamin E, Vitamin K, Beta-Carotin, Enzyme, Calcium, Magnesium, Quercetin, Zink, Eiweiße, und Omega 3, Omega 6 und Omega 9. Und nicht zuletzt beeindruckt Moringa mit einem Höchstwert an Chlorophyll.

Als wäre all das noch nicht genug, verfügt Moringa schließlich auch noch über eine sehr hohe Konzentration des sehr wertvollen Botenstoffs *Zeatin*. Dieser fungiert quasi als ‚Türöffner' für die Vitalstoffe und sorgt dafür, dass diese an dem benötigten Platz in der Zelle ankommen. Dies führt dazu, dass die in Moringa enthaltenen Nährstoffe wesentlich besser aufgenommen werden können.

Forscher gehen davon aus, dass es die fast atemberaubende einzigartige Vitalstoffvielfalt ist, die Moringa dazu befähigt, so viele positive Effekte auf die Gesundheit auszuüben. Bei der Polymyalgia zeigt sich Moringa insbesondere dadurch so wertvoll, dass es in der Lage ist, Entzündungen zu reduzieren und die Knochendichte zu unterstützen. Nach bisherigen Erkenntnissen treten durch Moringa keine Nebenwirkungen auf, und es kann von Kindern und Erwachsenen gleichermaßen konsumiert werden. Die Einnahme kann auf verschiedene Weise erfolgen, sei es in Kapsel- oder Presslingform oder als Pulver. Letzteres hat den Vorteil, dass man es bequem in fast jede Mahlzeit integrieren kann, indem man es in Joghurt einrührt, über Salat streut, eine Suppe oder Soße würzt, in Brot backt oder in grünen Smoothies verwendet.

MSM

MSM ist ein Nahrungsergänzungsmittel, das in den USA schon seit vielen Jahren bei verschiedenen gesundheitlichen Beschwerden verwendet wird. Die Wirkung von MSM gilt als vielseitig, da es nicht nur Entzündungen und Schmerzen lindern kann, sondern auch zu einer verbesserten Beweglichkeit beiträgt. Darüber hinaus soll es auch Muskeln, Sehnen und Bänder unterstützen, was sich bei der Behandlung der Polymyalgia positiv auswirkt. MSM ist als Nahrungsergänzungsmittel erhältlich, aber auch auch in diversen Nahrungsmitteln wie Knoblauch, Sojabohnen, Joghurt, Sonnenblumenkernen und Linsen. Personen mit Nierenproblemen sollten auf die Einnahme von MSM verzichten, da es möglicherweise zu unerwünschten Nebenwirkungen kommen kann.

Rosmarin

Rosmarin ist dafür bekannt, dass es die periphere Durchblutung verbessert und zur Beruhigung des Nervensystems beiträgt. Bei rheumatischen Erkrankungen wird es als schmerzlinderndes Mittel verwendet.

Schwarzkümmelöl

Seit jeher wird Schwarzkümmelöl in der arabischen Welt, Äthiopien und Indien traditionell in der Volksmedizin verwendet.
Ursprünglich stammt die Schwarzkümmelpflanze, die ca. 60 cm hoch wächst, aus Ägypten. So wurde das Öl bereits zu Zeiten der Pharaonen bei verschiedenen gesundheitlichen Problemen wie u. a. Blähungen und Verdauungsstörungen eingesetzt. Im Ägyptischen Museum in Kairo zeugt

eine mehr als 3.500 Jahre alte Flasche mit Schwarzkümmelöl davon, wie lang die Tradition des Schwarzkümmelöls in Ägypten ist. Auch wenn man damals sicherlich nichts über die genaue Wirkungsweise des Öls wusste, so scheint doch die Erfahrungsmedizin der damaligen Zeit schon gezeigt zu haben, wie hilfreich das Schwarzkümmelöl bei diversen Krankheiten anscheinend ist. In der Wissenschaft konnten mittlerweile einige Wirkmechanismen und Inhaltsstoffe des Schwarzkümmelöls entschlüsselt werden. So ist heute bekannt, dass dieses hochwertige Öl über mehr als 100 Inhaltsstoffe verfügt, zu denen insbesondere die mehrfach ungesättigten Fettsäuren gehören, die bei der Polymyalgia von besonderer Bedeutung sind.

Außerdem sind auch die Vitamine A, B, D und E, sowie Zink, Selen und Magnesium enthalten, sowie auch zahlreiche Aminosäuren wie u. a. Arginin, Cystein, Lysin und Methionin. Was das Immunsystem betrifft, so ist seit langem bekannt, dass das Schwarzkümmelöl ein sehr effektives Mittel zur Stärkung des Immunsystems ist. Kenner bezeichnen es gerne auch als einen wahren Immunbooster. Durch diverse wissenschaftliche Untersuchungen konnte die Wirksamkeit des Schwarzkümmelöls mehrfach unter Beweis gestellt werden. Man vermutet, dass es die Kombination diverser Inhaltsstoffe und hier insbesondere der Fettsäuren ist, die die hohe Effizienz auf das Immunsystem ausmacht.

Nicht minder von Bedeutung sind die entzündungshemmenden Eigenschaften des Schwarzkümmelöls, die schon seit dem Jahr 1960 in Bezug auf die Behandlung von Arthritis bekannt sind. Das Angebot an Schwarzkümmelölprodukten ist heutzutage enorm groß, allerdings sind hier große Qualitätsunterschiede zu beachten. Besonders hochwertig soll das kaltgepresste Öl aus dem ägyptischen Samen sein. Manche Anwender beklagen ein häufiges Aufstoßen, das sich nach dem Verzehr einstellen kann. Dieses lässt sich manchmal reduzieren, indem das Öl anstatt in Tropfenform als Kapsel genommen wird.

Teufelskralle

Die Teufelskralle ist in südafrikanischen Ländern beheimatet und dort schon lange als Heilpflanze bekannt. Sie kommt hier insbesondere bei Schmerzen zur Anwendung. Diese zu den Sesamgewächsen gehörige Pflanze zählt zu den bittersten Arzneipflanzen. Es sind gerade die hier sehr reichhaltig vorhandenen Bitterstoffe, die sogenannten *Iridoidglykoside*, auf die die Wirksamkeit insbesondere bei Leber-, Gallen- und Darmbeschwerden zurückgeführt wird. Bei der Polymyalgia sind es jedoch eher die zahlreichen ungesättigten Fettsäuren, die sich gesundheitsfördernd auswirken.

Teufelskralle ist in Form von Kapseln, Pulver und gehackten Wurzeln erhältlich. Die Wurzeln haben den Vorteil, dass man diese über Nacht in ein Glas lauwarmes Wasser einwirken lassen kann. Am nächsten Tag wird der Sud schluckweise getrunken. Erfahrungen von Anwendern, die diesen Kräutertee über einen Zeitraum von mehreren Wochen getrunken haben, zeigen eine deutliche Entzündungs- und Schmerzlinderung. Dies wird auf die entzündungshemmenden Eigenschaften der Teufelskralle zurückgeführt.

Aufgrund dieser auch wissenschaftlich nachgewiesenen Wirksamkeit wird die Teufelskralle inzwischen häufig als zusätzliches Präparat bei rheumatischen und degenerativen Erkrankungen eingesetzt.

Vitamin A

Vitamin A erweist sich bei der Polymyalgia auf mehrfache Weise als hilfreich. Es fördert nicht nur die Reparatur und das Wachstum von Körpergewebe, sondern kann auch dazu beitragen, die Schmerzen, Entzündungsprozesse und Muskelsteifheit zu reduzieren. Dies wird unter anderem darauf zurückgeführt, dass Vitamin A eine entscheidende Rolle bei der Proteinsynthese spielt. Damit sich beschädigte Muskelfasern selbst reparieren können, wird Protein benötigt. Dieses wiederum trägt zu einem beschleunigten Heilungsprozess bei. Darüber hinaus ist Vitamin A auch ein unverzichtbares Antioxidans, das dabei hilft, Schäden durch freie Radikale zu vermeiden.

Vitamin A kann in Form von Nahrungsergänzungsmitteln und Lebertran zugeführt werden, aber auch durch bestimmte Lebensmittel wie grünes Blattgemüse, Petersilie, Brokkoli, Möhren, rote Paprika und Aprikosen. Soviel wie möglich sollte das Vitamin A durch die Ernährung abgedeckt werden. Diese pflanzlichen Nahrungsmittel enthalten das sogenannte *Beta-Carotin*, das auch als *Provitamin A* bezeichnet wird. Darüber hinaus kann man seinen Vitamin-A-Bedarf auch durch Lebensmittel tierischen Ursprungs abdecken. Dieses wird als *Retinol* bezeichnet und ist in Milchprodukten, Eiern, Thunfisch und Aal enthalten.

Bei der Einnahme von Vitamin A-Präparaten ist unbedingt zu berücksichtigen, dass der Organismus dieses speichert und sich die Menge so im Laufe der Zeit kumuliert. Um mögliche toxische Erscheinungen zu vermeiden, sollte daher insbesondere bei einer längerfristigen Einnahme auf eine angemessene Dosierung geachtet werden.

Eine Selbstmedikation mit Vitamin A ist aufgrund einer möglichen Überdosierung nicht zu empfehlen, man sollte sich hier vom Therapeuten beraten lassen. Kommt es dennoch zu einer Überladung mit Vitamin A, so äußert sich dies durch Gelenk- und Kopfschmerzen, Durchfall, Erbrechen, eine beeinträchtigte Schilddrüse oder Haarausfall.

Vitamin D

Wenn man sich bei der Behandlung der Polymyalgia auf nur sehr wenige Präparate konzentrieren möchte, sollte Vitamin D unbedingt dazugehören. Bei allen rheumatischen Erkrankungen wird schon seit langem eine umfassende Versorgung mit Vitamin D propagiert, weil es sich hier auf vielfältige Weise gesundheitsfördernd auswirkt.

Umso bedenklicher ist es, dass auffallend viele Rheuma-Patienten eine sehr unzureichende Vitamin-D-Versorgung aufweisen. Für Polymyalgia-Patienten ist ein Vitamin D-Defizit in mehrerer Hinsicht ungünstig, betrifft es jedoch ganz besonders das erhöhte Osteoporose-Risiko. Vitamin D spielt eine wichtige Rolle bei der Verstoffwechselung und Aufnahme von Calcium, die durch die Cortisoneinnahme stark beeinträchtigt wird und die Osteoporose-Entstehung unterstützt.

Schließlich ist Vitamin D auch für die Funktion der Nebennierenrinde bedeutsam, jenem Ort des Organismus, der für die Produktion von ungefähr 40 verschiedenen Steroidhormonen (Corticoiden) zuständig ist. Darüber hinaus weiß man inzwischen auch, dass Vitamin D eine wichtige Bedeutung im Kontrollmechanismus von Entzündungsprozessen und des Immunsystems hat – beides sind wichtige Faktoren, die die

Polymyalgia und die Riesenzellarteriitis stark beeinflussen. Nicht unbedeutsamer ist die Erkenntnis, dass sich eine regelmäßige Einnahme von Vitamin D schmerzlindernd auswirken kann. Obwohl dies längst bekannt ist, wird dieser Zusammenhang in der alltäglichen Praxis allzu oft vernachlässigt. Dabei könnte der Schmerzmitteleinsatz spürbar gesenkt werden, wie aus Studien bekannt ist. Eine tägliche Dosierung von 800 IE erwies sich in diesem Zusammenhang allerdings als unzureichend, sodass hier eine tägliche Dosis von 2.000 IE inzwischen als Empfehlung gilt. Interessant erscheinen diverse Untersuchungen, die in Bezug auf Vitamin D und der Multiplen Sklerose (MS) durchgeführt wurden und möglicherweise auch für Rheuma-Patienten wichtige Erkenntnisse bringen könnten.

So wie viele Rheuma-Patienten, so sind auch viele MS-Patienten von einem Vitamin D-Mangel betroffen. Die meisten an dieser chronischen Nervenerkrankung leidenden Personen wohnen in nördlichen Ländern, in denen die Sonnenstunden deutlich reduzierter sind als in südlicheren Regionen. Auch andere Autoimmunerkrankungen wie entzündliche Darmerkrankungen, Diabetes Typ1 und rheumatische Arthritis treten in nördlichen Ländern deutlich häufiger auf und lassen ebenso den Verdacht zu, dass hier das Vitamin D eine mitwirkende Rolle einnimmt.

Vitamin D kann der menschliche Körper nämlich selbst produzieren, wenn er dem Sonnenlicht ausgesetzt wird und dessen ultravioletten Strahlen über die Haut aufgenommen werden können. Wer sich zu wenig in der Sonne aufhält, erhöht das Risiko, dass der Körper nicht ausreichend Vitamin D produziert. In einer optimalen Umgebung hingegen wirkt sich ein häufiger Aufenthalt an der frischen Luft sehr effektiv auf die Vitamin D-Versorgung aus. Besonders von älteren Menschen ist bekannt, dass sie sich viel zu wenig der Sonne aussetzen und sich hauptsächlich in Innenräumen aufhalten. Erschwerend kommt hinzu, dass die Beschaffenheit der Haut maßgeblich daran beteiligt ist, wie effektiv die Sonnenstrahlen aufgenommen werden können und eine Vitamin D-Produktion veranlassen. Ältere Menschen und Personen mit dunkler Hautfarbe produzieren deutlich weniger Vitamin D als andere.

Darüber hinaus führen auch Sonnenschutzmittel und Stadtluft zu einer deutlich verminderten Aufnahme der Sonnenstrahlen und somit zu einer reduzierten Vitamin D-Produktion. Von Sonnenschutzmitteln weiß man, dass diese die Produktion bis zu 90 % blockieren, und in Städten führen vermehrte Smog- und Dunstwolken zu einer verminderten Sonnenstrahlaufnahme.

Weil allein die Sonnenstrahlen bei der Polymyalgia meistens nicht die benötigten Mengen Vitamin D sicherstellen können, sollte mit weiteren Maßnahmen nachgeholfen werden. Hier bieten sich hochdosierte Nahrungsergänzungsmittel an. Damit das Vitamin D über die Darmschleimhaut optimal assimiliert werden kann, benötigt der Körper bei der Kapseleinnahme gleichzeitig Fette. Und um auch der Osteoporose effektiv entgegenzuwirken, sollte das Vitamin D in Kombination mit Calcium verwendet werden.

Bezüglich der „richtigen" Dosierung werden die Diskussionen in der Fachwelt derzeit noch sehr kontrovers geführt. Während einige Therapeuten darauf verweisen, eine tägliche Dosis von 1.000 IE würde ausreichen, gehen andere davon aus, dass eine effektive Wirkung erst ab einer täglichen Dosis von

4.000 IE einsetzt. Es gibt allerdings auch einige Fachleute, die weitaus höhere Werte empfehlen und darauf verweisen, dass erst ab einer täglichen Dosierung von 40.000 IE von möglichen Nebenwirkungen ausgegangen werden könne. Und das auch nur, wenn diese Menge über einen Zeitraum von mehreren Monaten verabreicht werde. Damit die individuell passende Dosierung ermittelt werden kann, sollte sinnvollerweise vor Beginn der Vitamin D-Einnahme ein entsprechender Status mittels einer Blutuntersuchung erfolgen. Dies ist allerdings keine Kassenleistung, sondern muss selbst bezahlt werden, die Kosten betragen ungefähr 30,- €.

Zusätzlich zu hochdosierten Nahrungsergänzungsmitteln empfiehlt sich auch ein häufiger Genuss Vitamin D-haltiger Nahrungsmittel. Hier sind insbesondere Heringe und Makrelen geeignet, die aufgrund ihres hohen Omega-3-Fettsäuren-Gehalts ohnehin bei der Polymyalgia zu empfehlen sind. Einen Vitamin D-Mangel allein durch eine gezielte Ernährung zu kompensieren, wird allerdings kaum gelingen.

Für Aufsehen sorgte in den vergangenen Jahren auch das sogenannte *Coimbra-Protokoll*. Diese Behandlungsmethode mit Ultrahochdosen-Vitamin-D wird beispielsweise bei Autoimmunerkrankungen wie Multipler Sklerose angewandt. Grundlage hierfür ist die Annahme, dass bei Autoimmunerkrankungen eine genetisch bedingte Vitamin-D-Resistenz vorliegt und die immunmodulatorische Wirkung von Vitamin D vermindert wird. Ärzte, die das Verfahren anwenden, sprechen von einer Erfolgsrate von 70-90%, dass Autoimmunerkrankungen zum Stillstand kommen und teilweise Rückbildung von Symptomen möglich ist. Mehr Informationen zum Thema findet der interessierte Leser auf https://coimbraprotokoll.de.

Vitamin E

Vitamin E ist dafür bekannt, dass es nicht nur ein sehr effektiver Radikalenfänger ist, sondern auch die Entstehung von entzündungsfördernden Substanzen eindämmen kann. Somit ist Vitamin E in der Lage, sich günstig auf Entzündungsprozesse und entzündungsbedingte Krankheitsbilder wie Polymyalgia auszuwirken.

Von Rheumapatienten weiß man, dass sie sehr häufig von der Einnahme von Vitamin E profitieren, wenn sie dieses zusätzlich zu ihren Rheumamedikamenten einnehmen. Die durchschnittliche tägliche Dosierung liegt bei 400 I.E. (entspricht 268,4 mg). Bei rheumatischen Erkrankungen wird die Dosis deutlich erhöht und erreicht bis zu 1.200 mg. Die Einnahme sollte längerfristig erfolgen. Die Aufnahme von Vitamin E kann einerseits durch verschiedene pflanzliche Öle erfolgen wie etwa Leinöl und Perilla-Öl. Auch Garnelen und Lachs sowie Getreide- und Pflanzenkeime enthalten das wertvolle Vitamin E.

Um eine ausreichende Vitamin E-Versorgung zu gewährleisten, reicht bei bestimmten Krankheitsbildern wie der Polymyalgia jedoch auch eine gezielte Ernährungsweise nicht aus. Hier bieten sich zusätzlich entsprechende Nahrungsergänzungsmittel an, sodass man Vitamin E in einer gelartigen Kapselform zu sich nimmt. Die Aufnahme und Verwertung des Vitamin E wird deutlich verbessert durch die gleichzeitige Zufuhr von Nahrungsfetten. Somit wird die Kapsel idealerweise während einer Mahlzeit eingenommen. Achten Sie stets auf Apotheker-Qualität! Ob ein Vitamin E-Mangel vorliegt, zeigt sich einem aufmerksamen Beobachter bereits durch verschiedene Warnzeichen. Typisch sind eine ausgeprägte

Müdigkeit und Erschöpfung sowie eine abnehmende Belastbarkeit. Darüber hinaus sind aber auch Altersflecken, eine welke faltige Haut, Sehschwäche und nervöse Reizbarkeit oft wichtige Hinweise auf eine unzureichende Vitamin E-Versorgung. Bei Männern macht sich der Vitamin E-Mangel durch eine unzureichende Spermienproduktion und demzufolge durch Unfruchtbarkeit bemerkbar. Fehlt es an Vitamin E, so kann dies zu sehr unterschiedlichen Auswirkungen führen. Neben der Begünstigung zur Entstehung von Rheuma und Nervenerkrankungen, erhöht sich die Anfälligkeit für Krebs, Herzinfarkt und Schlaganfall. Darüber hinaus kommt es zu einer Verringerung der Zellwandstärke der roten Blutkörperchen, infolgedessen eine Zerstörung der Zellen sowie Blutarmut entstehen können.

Die Gründe für die Entstehung eines Vitamin E-Mangels sind vielfältig. Ein Vitamin E-Mangel kann etwa auf der Basis von erhöhtem Alkoholkonsum entstehen sowie bei Rauchern und durch zu viel Stress. Darüber hinaus führen auch Störungen der Fettaufnahme, die in Verbindung mit beeinträchtigten Verdauungsorganen wie der Bauchspeicheldrüse, Galle und Leber stehen, zu einer unzureichenden Vitamin E-Versorgung.

Dass einige Vitalstoffe in einer Abhängigkeit zueinander stehen und sich hieraus ein bestimmter Mangel entwickeln kann, zeigt sich bei einem Vitamin-C-Mangel. Denn verfügt der Körper nicht über ausreichende Mengen Vitamin C, so kann sich aus dieser Situation heraus auch ein Vitamin-E-Mangel entwickeln. Dieser Zusammenhang wird darauf zurückgeführt, dass Vitamin C in Verbindung mit Glutathion in der Lage ist, oxidiertes Vitamin E wieder aufzubereiten und es den Zellen wieder verfügbar zu machen. Fehlt jedoch das Vitamin C, so ist es nicht möglich, dass dieser Prozess stattfinden kann. Ein Vitamin-E-Mangel kann aber auch durch eine sehr einseitige Ernährungsweise entstehen. Von Personen mit einem sehr hohen Fleischkonsum weiß man, dass sie Gefahr laufen, dass der Körper zu viel Arachidonsäure entwickelt. Dies wiederum hat zur Folge, dass sich gefährliche Entzündungsstoffe bilden, wenn der Körper nicht mit ausreichend Vitamin E versorgt wird.

Es gibt acht verschiedene Formen von Vitamin E, die in ihrem Aufbau alle unterschiedlich sind. Die aktivste und am häufigsten vorkommende Vitamin E-Verbindung ist das *Alpha-Tocopherol*. Weitere Vitamin E- Formen sind das *Beta-Tocopherol, Gamma-Tocopherol* und *Delta- Tocopherol*. Die höchste biologische Aktivität erreicht das Alpha- Tocopherol. Hier unterscheidet man zwischen synthetisch hergestelltem Vitamin E (dl-alpha Tocopherol) und der natürlichen Form (d-alpha- Tocopherol), die der künstlich hergestellten Variante in ihrer Potenz um mindestens 50 % überlegen ist.

Zyflamend

Zyflamend ist ein Komplexpräparat, das aus zehn verschiedenen pflanzlichen Extrakten besteht, die über antientzündliche Eigenschaften verfügen. Dies wird darauf zurückgeführt, dass die Kombination dieser aufeinander abgestimmten Inhaltsstoffe wichtige Enzyme blockieren kann, die an einer Entzündungsreaktion beteiligt sind. Neben der Verringerung von Entzündungen soll Zyflamend auch bei Gelenkschmerzen und Krebserkrankungen wirksam sein. Neben Curcuma, Ingwer, Rosmarin, Oregano und grünem Tee sind unter anderem auch Basilikum, Berberitze Ocimumsanctum und Huang Lian enthalten.

Ernährung bei Polymyalgia

Auch wenn dieses Thema sehr kontrovers diskutiert wird, so besteht seitens der Ernährungswissenschaftler kein Zweifel daran, dass wir mit einer gezielten Ernährungsumstellung bei sehr vielen Patienten mit rheumatischen Erkrankungen spürbare Verbesserungen erreichen können. Häufiger anzutreffen hingegen ist die therapeutische Empfehlung, dass man alles essen dürfe und sich Nahrungsmittel nicht auf die rheumatische Erkrankung auswirken würde. Jeder, der gerne isst und sich schwer tut, auf bestimmte Essgewohnheiten zu verzichten, hört eine derartige Empfehlung natürlich gerne, doch wirklich geholfen wird ihm damit nicht.

Allzu oft wird leider immer noch davon ausgegangen, dass die Ernährung nicht das rheumatische Krankheitsgeschehen beeinflussen würde. Demzufolge wird dieses wichtige Thema zum Leidwesen der meisten Patienten allzu oft nicht mit in das Behandlungskonzept der Polymyalgia integriert. Und falls doch, dann geschieht dies meistens nur ansatzweise und somit ohne durchschlagenden Erfolg. Dabei ist es gerade die Ernährung, die über so ein großes Potential verfügt, den Krankheitsverlauf positiv zu beeinflussen, dass in diesem Bereich ein Umdenken längst überfällig ist.

Schon seit vielen Jahrzehnten weiß man um die Zusammenhänge von Ernährung und zahlreichen Zivilisationserkrankungen wie Rheuma. So gibt es zahlreiche Ernährungswissenschaftler, die gerade bei rheumatischen Erkrankungen eine sehr deutliche Verbindung mit einer unpassenden Ernährungsweise aufzeigen und belegen konnten. Einer der bekanntesten in diesem Bereich ist Dr. Max Bircher-Brenner, der durch seine Rohkostkuren beeindruckende Heilungserfolge aufzeigen konnte. Auffallend ist auch, dass rheumatische Erkrankungen bei Vegetariern weitestgehend unbekannt sind. Auch von anderen Autoimmunerkrankungen weiß man, dass eine Ernährungsumstellung sehr nützlich sein kann. Als Basis einer Autoimmunerkrankung gilt ein überaktives Immunsystem, das nicht nur fremde Eindringlinge abwehrt, sondern auch körpereigene Zellen attackiert. Diese Überreaktion des Immunsystems führt zu verschiedenartigen Symptomen. Um diese Reaktionen erst gar nicht aufkommen zu lassen, ist es die logische Konsequenz, eine wesentliche Ursache zu beseitigen. Und diese besteht darin, Lebensmittel, die als Trigger für Entzündungen oder Überreaktionen des Immunsystems agieren, zu vermeiden. Indem man dem Immunsystem hierdurch den Grund für seine überschießenden Reaktionen nimmt, gibt man ihm die beste Möglichkeit, sich zu beruhigen und zu regenerieren.

Wir haben also mit einer sinnvoll zusammengestellten Ernährung ein probates Mittel zur Hand, das sich als sehr effektiv erweisen kann und darüber hinaus auch hervorragend dazu geeignet ist, den Genesungsprozess selbst aktiv zu beeinflussen. Hinzukommt, dass die Ernährungsumstellung im Vergleich zu Medikamenten nebenwirkungsfrei ist und ohne den Einsatz von fragwürdigen chemischen Substanzen erfolgt, von denen oftmals langfristige Folgen gar nicht mal bekannt sind.

Erfreulicherweise kann man durch eine rheumafreundliche Ernährungsweise derartigen gefürchteten Medikamentennebenwirkungen, die insbesondere das Cortison mit sich bringt, entgegentreten, sei es dem Knochenschwund, Bluthochdruck oder Diabetes. So betrachtet spricht deutlich mehr dafür als dagegen, es bei der Polymyalgia mit einer

Umstellung der Ernährungsweise zu versuchen. Doch wenn man sich erstmals mit dem Thema Ernährung beschäftigt, weiß man in der Regel gar nicht, wo man eigentlich anfangen soll. Das ist nachvollziehbar, denn es ist ein breites Spektrum, und erschwerend kommt hinzu, dass manche Informationen sehr kontrovers diskutiert werden und am Ende mehr Verwirrung stiften, als dass sie nützlich wären. Obwohl wir tagtäglich Nahrungsmittel zu uns nehmen und diese eine ganz wesentliche Grundlage für unser Wohlbefinden und die gesundheitliche Situation darstellen, ist es oftmals erstaunlich, wie wenig wir eigentlich tatsächlich darüber wissen.

Die Grundlage einer Ernährungsumstellung bei Polymyalgia bildet immer der Verzicht auf bestimmte Nahrungsmittel, die dafür bekannt sind, als Trigger von Entzündungen zu wirken. Werden trotz der Polymyalgia weiterhin derartige Lebensmittel verzehrt, kann dies dazu führen, dass das Immunsystem stetig getriggert wird und die bereits vorhandenen Symptome weiterhin bestehen bleiben und weitere Probleme hinzukommen.

Die Anzahl derartiger Lebensmittel ist ziemlich groß, und es kann sich als sehr aufwendig erweisen, die Übeltäter ausfindig zu machen. Um diese Situation etwas zu vereinfachen und den Start der Ernährungsumstellung nicht zu schwierig zu gestalten, ist es oftmals schon äußerst hilfreich, auf Milch- und Weizenprodukte sowie auf Zucker zu verzichten. Wer hiermit noch keine spürbaren Verbesserungen feststellen kann, sollte darüber hinaus auch glutenhaltige Lebensmittel meiden. Der Verzicht auf entzündungsfördernde Lebensmittel ist nur ein Aspekt einer polymyalgiageeigneten Ernährungsweise, denn die eliminierten Nahrungsmittel müssen ja durch andere ersetzt werden. So wie es auf der einen Seite Lebensmittel gibt, die Entzündungen fördern, gibt es andererseits auch zahlreiche, die diese lindern können. Wie bereits erwähnt, sollte die Grundlage einer sich auf die Polymyalgia günstig auswirkenden Ernährung darin bestehen, auf Nahrungsmittel zu verzichten, die in Verbindung mit entzündlichen Prozessen stehen. Somit sollte man Fast food und industriell verarbeitete Nahrungsmittel wie Fertiggerichte meiden, ebenso Produkte, die raffinierten Zucker, Weißmehl und große Mengen Fructose enthalten. Viele Fachleute empfehlen auch den Verzicht auf Fleisch, mit Ausnahme von Fisch und Geflügel, da dieses deutlich fettärmer ist. Auch Milchprodukte sollten grundsätzlich fettarm sein, sodass Butter, Sahne, fettreiche Käsesorten und Eiscreme nicht verzehrt werden sollten. Da auch Gluten über ein großes entzündungsförderndes Potential verfügt, ist man gut beraten, auch dieses vom Speiseplan zu streichen oder den Verzehr stark einzuschränken.

Einen großen Einfluss auf Entzündungsprozesse des Körpers haben bekanntermaßen auch bestimmte Fette und Öle. Insbesondere sollte auf Margarine, Sonnenblumenöl, Maiskeimöl und Margarine verzichtet werden. Der entzündungsfördernde Effekt dieser Lebensmittel wird auf die darin enthaltenen Arachidon- und Linolsäuren zurückgeführt, die bei der Polymyalgia unbedingt vermieden werden sollten.

Stattdessen werden Lebensmittel mit einem hohen Omega-3-Fettgehalt empfohlen, weil diese entzündungshemmend wirken. Hierzu gehören Kaltwasserfische wie Lachs, Makrele und Hering und Pflanzenöle wie Leinöl, Perillaöl und Hanföl. Selbst das oft so hochgepriesene Arganöl, das über eine große Bandbreite an gesunden Fetten verfügt, enthält nicht die hier benötigten großen Mengen Omega-3-Fettsäuren und wird demzufolge bei Polymyalgia nicht empfohlen. Wichtig ist auch, dass die Ernährung überwiegend aus frischen Lebensmitteln besteht, allen voran aus Obst und Gemüse. Wenn immer möglich, sollte dieses aus ökologischem Anbau stammen, um Pestizide und Herbizide zu vermeiden.

Noch bessere Erfolge sollen sich sogar einstellen, wenn die Ernährung möglichst auf Rohkost umgestellt wird. Eine Studie aus dem Jahr 2000 verweist darauf, dass bei einem Verzicht auf gekochte Lebensmittel und tierische Lebensmittel die Symptome bei Rheumatischer Arthritis und Fibromyalgie zu einer deutlichen Reduzierung der Symptome führten. Das rohe Obst und Gemüse kann auch in Form von Smoothies verzehrt werden, welche eine fantastische Ergänzung und Abwechslung zum sonstigen Verzehr von Rohkost ermöglichen. Schließlich sollte die Ernährung noch durch bestimmte Nahrungsergänzungsmittel ergänzt werden. Lesen Sie hierzu das Kapitel „Orthomolekulare Theapiemöglichkeiten".

Was haben Nahrungsmittelintoleranzen mit Polymyalgia zu tun?

Das Thema Ernährung in Verbindung mit der Polymyalgia ist ein sehr komplexes, und es wäre unvollständig, wenn man in diesem Zusammenhang nicht auch die Nahrungsmittelintoleranzen berücksichtigen würde. Obwohl diese Thematik von einer so großen Bedeutung ist, gehört ausgerechnet sie zu denjenigen, die besonders häufig vernachlässigt wird oder gar nicht erst stattfindet.
Fakt ist, dass in Deutschland nur sehr wenige Personen überhaupt von der Existenz ihrer Nahrungsmittelintoleranz(en) wissen. Sie leiden stattdessen unter zahlreichen diffusen und unerklärlichen Symptomen, für die partout keine Ursache zu finden ist, weil die zumeist herangezogenen labor-

und apparategestützten Diagnostikmethoden nicht für die Entdeckung von Nahrungsmittelunverträglichkeiten geeignet sind. Und was nicht gesucht wird, kann logischerweise auch nicht gefunden werden. Jahrelange Ärzteodysseen sind dabei leider keine Seltenheit.

Es ist hinlänglich bekannt, dass Unverträglichkeiten auf Lebensmittel sehr kontrovers diskutiert werden und in der medizinischen Praxis weitestgehend verharmlost werden. Wie fehl am Platze diese Einstellung vieler Mediziner jedoch ist, zeigt sich einerseits daran, dass inzwischen über 40 % der europäischen Bevölkerung (Quelle: British Allergy Foundation), von Nahrungsmittelintoleranzen betroffen sein sollen, und augenscheinlich sehr viele Krankheitsbilder mit dem Verzehr von unverträglichen Lebensmitteln einhergehen. Dennoch wird diese Thematik noch immer sträflich vernachlässigt. In den USA steht man diesem Thema wesentlich offener gegenüber, vielleicht auch, weil man sich dort bereits seit den 1960-er Jahren intensiv damit beschäftigt. Hier gehen die Experten sogar davon aus, dass 50 % der Bevölkerung mit Intoleranzen und Allergien auf Nahrungsmittel reagieren.

Intoleranzen auf Nahrungsmittel sind für die Betroffenen nicht nur ein lästiges Ärgernis, mit dem sie täglich konfrontiert werden und die zahlreiche Symptome wie Bauchschmerzen, Koliken, bleierne Müdigkeit und viele andere Dinge ertragen müssen, sondern es geht weit darüber hinaus. So zeigen umfassende Forschungsarbeiten in verschiedenen Ländern und langjährige Erfahrungen von auf diese Thematik spezialisierten Experten sehr deutlich, dass ein offensichtlicher Zusammenhang von unverträglichen Lebensmitteln und diversen Krankheitsbildern besteht. Es sind also nicht einfach lästige Symptome, um die es hier geht, sondern vielmehr geht es auch um eine mitunter sehr starke gesundheitliche Beeinträchtigung. Fachleute, die sich eingehend mit Nahrungsmittelintoleranzen beschäftigen, bringen sogar das Auftreten vieler chronischer Erkrankungen mit unverträglichen Lebensmitteln in Verbindung, sei es als auslösend oder verstärkend.

Auch bei der Polymyalgia gibt es begründete Annahmen, dass unverträgliche Nahrungsmittel zur Entstehung oder zumindest zu einem ungünstigen Krankheitsverlauf beitragen können. Begründet wird dies damit, dass durch den Verzehr von unverträglichen Lebensmitteln Entzündungsprozesse im Körper begünstigt werden und darüber hinaus sich das Immunsystem ständig in Alarmbereitschaft befindet. Bezeichnend für diesen Zusammenhang ist auch die Aussage der bekannten Ernährungsberaterin Liz Tucker, die in ihrem Buch „Wenn du ja sagen willst, aber dein Körper nein sagt", darlegt, dass ein chronischer Krankheitszustand, der sich als therapieresistent erweist, einer der deutlichsten Hinweise auf eine vorhandene Nahrungsmittelintoleranz ist.

Die Praxis zeigt, dass es immer wieder zu erstaunlichen Verbesserungen kommt und sich beeindruckende Symptomlinderungen einstellen, sobald auf unverträgliche Lebensmittel verzichtet wird und zwar völlig unabhängig davon, welches Krankheitsbild eigentlich zugrunde liegt. Sehr deutlich zeigt uns dies auch die Erfahrung des schottischen Schriftstellers Roger Mac Dougall auf, der 1953 an Multipler Sklerose erkrankte. Seine gesundheitlichen Beeinträchtigungen betrafen die Sehkraft, das Sprechen, die Finger und Beine, sodass er auf den Rollstuhl angewiesen war. Die Schulmedizin zeigte sich ihm gegenüber machtlos, sodass er keinen anderen Ausweg sah, als sich selbst zu helfen. Er bemühte sich somit um alternative Behandlungsmöglichkeiten und stieß bei seinen Recherchen schnell auf einen möglichen Zusammenhang von Ernährung und MS. Bei seinen Beobachtungen fiel ihm auf, dass es insbesondere gluten- und milchhaltige Nahrungsmittel waren, die zu Symptomverschlimmerungen führten, aber auch gesättigte Fette und andere tierische Fette. Er verzichtete daraufhin auf eine derartige Ernährung und achtete außerdem darauf, sich hauptsächlich mit Lebensmitteln zu ernähren, die nur einen niedrigen Zuckergehalt aufweisen. Der Genesungsprozess von Roger MacDougall verlief dermaßen beeindruckend, dass er aufgrund seiner konsequenten Ernährungsumstellung sogar im Alter von 80 Jahren noch mobil war. Er konnte ohne Hilfe laufen, und auch andere MS-Symptome zeigten sich nicht mehr.

Um diesen Zusammenhang genauer verstehen zu können, lassen Sie uns die Nahrungsmittelintoleranzen genauer betrachten. Wenn wir von Nahrungsmittelintoleranzen sprechen, sind nicht die klassischen Allergien auf bestimmte Lebensmittel gemeint, die insbesondere durch ihre Sofortreaktionen bekannt sind, sondern vielmehr sogenannte *maskierte Allergien*. Umgangssprachlich wird zwischen den Begrifflichkeiten „Nahrungsmittelintoleranz" und „Nahrungsmittelallergie" nicht differenziert, was die ganze Situation leider nicht einfacher macht. Dennoch gibt es hier ganz wesentliche Eigenschaften, die man unterscheiden muss.

Der wesentlichste Unterschied zwischen einer Intoleranz und einer Allergie liegt darin begründet, dass bei klassischen Allergien ein immunologischer Mechanismus zugrunde liegt. Dies besagt, dass der Organismus Antikörper gegen die allergieauslösenden Stoffe bildet und eine Sensibilisierung stattfindet. Bei einer Intoleranz hingegen geschieht dies nicht, sodass Nahrungsmittelintoleranzen auch als *nicht immunologisch bedingte Nahrungsmittelunverträglichkeiten* bezeichnet werden. Als ein klassisches Beispiel einer Allergie gilt die Erdnussallergie. Verzehrt jemand trotz seiner Allergie Erdnüsse, dann reicht bereits eine winzige Substanz aus, um Symptome auszulösen. Bei einer Intoleranz hingegen können meistens geringe Mengen der eigentlich unverträglichen Substanz verzehrt werden, ohne dass zwangsläufig Symptome auftreten. Wie groß diese Menge sein darf, hängt ganz von der individuellen Toleranzgrenze ab, die sich täglich wieder verändern kann. So kann beispielsweise ein Riegel Schokolade heute problemlos vertragen werden und morgen reicht womöglich schon ein kleines Stückchen, um einen wahrhaftigen „Symptom-Tsunami" auszulösen.

Die möglichen Symptome bei Allergien und Intoleranzen sind allerdings zum Verwechseln ähnlich, und über 100 verschiedene Symptome sind möglich. Diese können sich in jedem Körperbereich bemerkbar machen und zu völlig unterschiedlichen Symptomen führen. Jeder Mensch reagiert anders, so treten bei dem einen Darmkoliken, Blähungen, Ekzeme, Atemnot oder Juckreiz auf, bei anderen Personen hingegen kommt es zu Schweißausbrüchen, Blasenentzündungen oder einer bleiernen Müdigkeit. Sogar Depressionen und schizophrene Verhaltensmuster können durch unverträgliche Lebensmittel entstehen.

Liegt eine bestimmte Erkrankung wie etwa eine Polymyalgia zugrunde, so muss bedacht werden, dass einige dieser Symptome auch durch diese Grunderkrankung selbst ausgelöst werden können. Somit ist es mitunter schwierig, aber nicht unmöglich, herauszufinden, ob die Ursache ein unverträgliches Lebensmittel ist oder die Polymyalgia. Typisch für Nahrungsmittelintoleranzen ist das zeitlich verzögerte Auftreten der Symptome. Im Gegensatz zu klassischen Allergien, bei denen eine Sofortreaktion entsteht, kann die körperliche Reaktion bei Intoleranzen bis zu 72 Stunden nach dem Verzehr auftreten. Das ist einer der Hauptgründe, warum es so schwierig ist, die unverträglichen Lebensmittel herauszufinden.

Wenn man beispielsweise vorgestern eine Tomate gegessen hat, obwohl man selbige eigentlich nicht verträgt, dann bringt man die womöglich erst 2 Tage später auftretenden Symptome kaum noch in Verbindung mit dieser Tomate. Erst eine gezieltere Beschäftigung und eine disziplinierte Beobachtung des Körpers und seinen Veränderungen helfen dabei, hier Licht ins Dunkel zu bringen.

Wer noch gar nicht weiß, ob und inwieweit er von einer Nahrungsmittelintoleranz betroffen ist, kann dies zunächst durch die Vorgehensweise „Versuch und Irrtum" durchführen, indem er zunächst die für ihn besonders verdächtigen Lebensmittel meidet und etwaige Veränderungen beobachtet. Auch der Verzicht auf Lebensmittel, die als besonders allergen wirkend bekannt sind, kann schon wahre Wunder bewirken. Hierzu gehören insbesondere Gluten, Molkereiprodukte und Hühnerei.

Menschen, die über ein gut ausgeprägtes Körpergefühl verfügen, sind meistens eher in der Lage, festzustellen, ob sie auf bestimmte Lebensmittel mit körperlichen Symptomen reagieren. Doch die überwiegende Mehrzahl ist damit überfordert, was verständlich ist, wenn man die zumeist deutlich zeitverzögert auftretenden Symptome bedenkt, die

die Entdeckung der unverträglichen Lebensmittel oft genug zu einer Detektivarbeit werden lässt. Wer sich in dieser Situation hilflos oder überfordert fühlt, ist gut beraten, einen Therapeuten heranzuziehen, der viel Erfahrung mit Nahrungsmittelintoleranzen hat.Wie bereits erwähnt, wird das Thema Nahrungsmittelintoleranzen im Praxisalltag sehr kontrovers diskutiert, obwohl langjährige Erfahrungen und Forschungsarbeiten hinlänglich die Existenz und gesundheitlichen Folgen von Intoleranzen bestätigen. Zum Leidwesen vieler Betroffener werden allzu oft adäquate Testverfahren nicht herangezogen, sondern beschränken sich lediglich auf etwaige Allergien. Die hierfür eingesetzten Diagnosemethoden zeigen Allergien mit Sofortreaktionen auf, indem der Spiegel des Antikörpers IgE im Blut gemessen wird oder auch Hauttests (z. B. Pricktests) herangezogen werden.

Das große Problem jedoch hierbei ist, dass bei Intoleranzen derartige Allergietests in der Regel völlig unauffällig sind. Das ist logisch, weil ja bei diesen keine Antikörper vorhanden sind. Diese Testverfahren sind bei klassischen Allergien natürlich berechtigt und notwendig, haben aber bei der Suche nach Intoleranzen keinerlei Aussagekraft. Da jedoch bisweilen die meisten Therapeuten auf die Diagnostik von Allergien, nicht jedoch auf Intoleranzen ausgerichtet sind, bleiben letztere bei den meisten Patienten jahrelang unentdeckt. Erst ‚Kommissar Zufall' kommt ihnen irgendwann zur Hilfe, weil man mit viel Glück dann doch an einen kundigen Therapeuten gerät, der endlich die ganze Misere aufdeckt.

Dabei kann oftmals auch schon ein relativ einfacher Hinweis wegweisend sein, denn Heißhunger auf ein bestimmtes Lebensmittel kann ausgerechnet dann ausgelöst werden, wenn hierauf eine Unverträglichkeit besteht. Also sollte man genau hinterfragen, welche Lebensmittel besonders oft gegessen werden. Welche kommen nahezu täglich auf den Speiseplan? Fällt es schwer, auf sein geliebtes Brot zu verzichten? Bekommt man häufig Heißhunger auf Käse, Quark, Süßigkeiten, Tomaten oder andere Dinge? Manchmal sind es sogar die vermeintlich harmlos erscheinenden Lebensmittel, die man im ersten Augenblick gar nicht mit einer Unverträglichkeit in Verbindung bringen würde. Eine genauere Analyse der eigenen Essgewohnheiten in Verbindung mit den körperlichen Reaktionen kann hier sehr leicht Licht ins Dunkel bringen.

Nahrungsmittelintoleranzen und Entzündungen

Wenn man den Zusammenhang von Nahrungsmittelintoleranzen und der Polymyalgia noch besser verstehen möchte, ist es wichtig, sich genauer mit dem Entzündungsgeschehen im Körper zu beschäftigen. Dass Entzündungen heutzutage zu den größten (Mit-) Verursachern von Krankheiten gehören, ist vielfach gar nicht bekannt. Ebenso wenig oder sogar noch weniger verbreitet ist die Tatsache, dass viele dieser Entzündungen in Verbindung mit unverträglichen Nahrungsmitteln stehen.

Interessanterweise wurde kürzlich im „The News England Journal of Medicine" ein Artikel veröffentlicht, in dem beschrieben wird, dass allein auf den Verzehr von Gluten 55 verschiedene Krankheiten zurückzuführen sind. Gluten ist ein Klebereiweiß, das in den meisten Getreidesorten vorkommt und hauptsächlich in Verbindung mit Zöliakie genannt wird, nicht jedoch damit, dass es auch zahlreiche Menschen gibt, die zwar keine Zöliakie haben, aber eine Glutenzintoleranz und demzufolge auch auf den Verzehr von glutenhaltigen

Lebensmitteln verzichten sollten. Wenn ein Lebensmittel unverträglich ist, führt dies aufgrund einer unzureichend ablaufenden Aufspaltung der Nahrungsbestandteile zu Verdauungsrückständen in Form von großen Molekülen, die in ihrer Form nicht auftreten würden, wenn die Nahrung ausreichend in alle Einzelbausteine zerlegt werden könnte.

Hinzukommt, dass es unweigerlich zu Entzündungen der Schleimhaut des Verdauungstraktes kommt, was die Anfälligkeit für unverträgliche Lebensmittel weiter anheizt. Die Schleimhautentzündung betrifft insbesondere die Auskleidung des Darms, was weitreichende Folgen mit sich bringt, die sich erst auf den zweiten Blick offenbaren. In der Darmschleimhaut entwickeln sich kleine Risse, was auch als der „durchlässige Darm" bzw. „Leaky Gut Syndrom" bezeichnet wird. Durch diese Risse in der Darmschleimhaut wird es den unverdauten Nahrungsbestandteilen ermöglicht, in die Blutbahn einzutreten, wo sie allerdings als unerwünschte Eindringlinge behandelt werden. Neben den unvollständig zerlegten Bestandteilen der Nahrung, gelangen auch fettunlösliche Stoffe, bakterielle Endotoxine und anorganische Giftstoffe durch die poröse Darmschleimhaut und bergen ein großes Gefahrenpotential für das Auftreten von unterschiedlichsten gesundheitlichen Störungen.

In dieser Situation sieht das Immunsystem rot und schaltet auf Alarm. Weiße Blutkörperchen werden aktiviert, um die Fremdlinge zu beseitigen, infolgedessen es zu Entzündungsprozessen kommt. Hierbei geht es nicht um eine lokale Entzündung, wie wir sie bei einer vereiterten Wunde oder einem entzündeten Pickel kennen. Es geht hierbei vielmehr um einen versteckten Schwelbrand, der stetig da ist und nicht zur Ruhe kommt, weil stetig wieder Öl ins Feuer gegossen wird, indem unwissentlich weiterhin die unverträglichen Lebensmittel verzehrt werden. Das Immunsystem ist Tag und Nacht damit beschäftigt, die Angriffe der atypischen Verdauungsrückstände zu beseitigen und nimmt dabei einen Kampf gegen Windmühlen auf, weil dieser aussichtslos ist, so lange immer wieder Nachschub durch eine unbedachte Ernährungsweise erfolgt. Denn die unverträglichen Lebensmittel werden erfahrungsgemäß ja nicht nur einmal im Monat oder einmal pro Woche verzehrt, in der Regel findet dies sogar mehrmals täglich statt.

Hierdurch wird das Immunsystem regelrecht aufgepeitscht und hat gar keine Chance mehr, irgendwann zur Ruhe zu kommen. Dies hat zur Folge, dass sich der Körper quasi im „Dauerkriegszustand" befindet, denn er will die permanent zugeführten unerwünschten und höchst ungewöhnlichen Moleküle, die in der Blutbahn umherirren, wieder loswerden. Dies versucht er, indem er Antigen-Antikörper produziert, um die Fremdlinge zu beseitigen. Man geht davon aus, dass der Körper überfrachtet wird mit einer zu hohen Anzahl derartiger Antigen-Antikörper, weil aus Unwissenheit heraus die unverträglichen Lebensmittel täglich weiterhin in großen Mengen verzehrt werden.

Die auf Hochtouren laufende Produktion derartiger Antigen-Antikörper wird mit Entzündungsprozessen gleichgesetzt. Indem sich die Prozesse gegenseitig aufschaukeln, gibt es kein Entrinnen, solange die Darmschleimhaut nicht geschlossen wird und die unverträglichen Lebensmittel nicht vom Speiseplan verschwinden. Um die durch unverträgliche Lebensmittel ausgelösten Entzündungsprozesse zu stoppen, besteht die einzig hilfreiche und langfristig erfolgreiche Maßnahme darin, konsequent auf diese Nahrungsmittel zu verzichten. Doch wenn man sich darum bemüht, seinen Ernährungsplan auf verträgliche Lebensmittel zu beschränken, dann wird manch kleines positive Wunder geschehen. Sei es, dass sich entzündlich bedingte Erkrankungen wie Autoimmunerkrankungen deutlich bessern, sich Verhaltensstörungen zurückbilden oder so ganz nebenbei die Kilos purzeln, um nur einige Beispiele zu nennen.

Candida –
Ein häufig unterschätzter Begleiter der Polymyalgia

Wenn es zwischen schulmedizinisch und naturheilkundlich orientierten Therapeuten ein Thema gibt, das immer wieder zu Debatten führt, dann gehören nicht nur die Nahrungsmittelintoleranzen dazu, sondern ganz sicher auch das Thema *Candida*. Auf der einen Seite gibt es die Meinung, dass Pilze im Körper völlig normal seien und jeder Mensch damit besiedelt wäre, auf der anderen Seite jedoch werden die Candida-Pilze als äußerst schädliche Mitbewohner gesehen, die für vielfältige Symptome verantwortlich sein können.

Zweifelsohne gibt es bestimmte Einflüsse, die zu einer Besiedelung mit diesen unsäglichen Candida-Pilzen führen, und Cortison ist einer davon. Und da die Polymyalgia in der Regel mit Cortison behandelt wird, und dies auch noch über einen langen Zeitraum hinweg, tritt eine Candidainfektion als Folge dieser Behandlungsmethode leider bei sehr vielen Patienten auf, was allerdings meistens gar nicht beachtet wird. Ausnahmen bestätigen die Regel, und diese betreffen fast ausschließlich Patienten, die sich neben der schulmedizinischen Behandlung auch durch naturheilkundlich orientierte Therapeuten begleiten lassen. Insbesondere sind Heilpraktiker heutzutage sehr umfassend über das

Thema Candida informiert und können gut einschätzen, bei welchen Patienten sie vorhanden sind und zu einer Gefahr werden können. Doch zeigt die Praxis, dass man nicht davon ausgehen kann, dass jeder Heilpraktiker sich umfassend mit dem Candida auskennt, hier macht es Sinn, im Vorfeld genau abzufragen, inwieweit er mit dem Thema vertraut ist. Wenn ein Heilpraktiker sein Schwerpunktgebiet zum Beispiel auf Osteopathie oder Akupunktur ausgerichtet hat, wird er wahrscheinlich nicht über umfangreiche Candida-Erfahrungen verfügen.

Der Candida ist ein Hefepilz, der sich grundsätzlich in verschiedenen Körperregionen des Menschen einnisten kann. Sein Hauptwohnort ist allerdings der Darm, von wo aus er sein umtriebiges Spiel regiert. Das bedeutet, dass auch Pilzbesiedelungen in weiter entfernt liegenden Körperregionen wie etwa beim Fuß- oder Scheidenpilz in der Regel ihren Ursprung im Darm haben, und infolgedessen der Darmpilz beseitigt werden muss, um auch die anderen Besiedelungen dauerhaft beenden zu können. Passiert dies nicht, kehren diese unliebsamen Pilze immer wieder an den Ort des Geschehens zurück.

Es gibt keinen Zweifel daran, dass auch gesunde Menschen Candida-Hefepilze im Körper haben und hier als harmlose Mitbewohner agieren. Das ist dann der Fall, wenn er gesunde Menschen mit einer intakten Immunabwehr bewohnt. Anders verhält es sich, wenn ein geschwächtes Immunsystem vorliegt, wie bei der Polymyalgia. Hier ist das Immunsystem einerseits aufgrund der Erkrankung als solche stark beeinträchtigt, denn schließlich haben wir es hier mit einer Autoimmunerkrankung zu tun. Hinzukommt, dass durch die Behandlung mit Cortison und/oder Immunsuppressiva eine weitere extrem starke Beeinträchtigung des Immunsystems stattfindet. Ob eine Candida-Besiedelung vorliegt, lässt sich oftmals an ganz bestimmten Symptomen erkennen, die zusätzlich zu den bereits bestehenden Polymyalgia-Beschwerden auftreten oder diese noch verstärken, wie beispielsweise die Müdigkeit und Erschöpfung.

Da die durch Candida ausgelösten Symptome äußerst vielfältig ausfallen können, ist es jedoch nicht immer einfach, einen etwaigen Zusammenhang auf die Schnelle zu erkennen. Bei den meisten Patienten zeigt sich eine Candida-Infektion durch Bauchbeschwerden, die sich anhand von Blähungen, krampfartigen Schmerzen, Völlegefühl und auch einem Wechsel von Durchfall und Verstopfung zeigen. Darüber hinaus können aber auch eine chronische Infektanfälligkeit, psychische Veränderungen, Stimmungsschwankungen und sogar Depressionen und Aggressivität durch den Candida ausgelöst werden. Bei vielen Betroffenen reagiert aber auch die Haut mit verschiedenen Symptomen. Dies können Hautausschläge, Bläschen und Juckreiz sein, aber auch Ekzeme und Neurodermitis sind durch Candida-Besiedelungen möglich.

Eines der am meisten belastenden Symptome ist die chronische und bleierne Müdigkeit. Da die Müdigkeit bei Polymyalgia auch aufgrund anderer Gründe auftreten kann, wird sie allerdings bei diesen Patienten oftmals gar nicht mit dem Candida in Verbindung gebracht. Auffallend ist, dass die durch den Candida ausgelöste Müdigkeit besonders intensiv nach sehr zuckerhaltigen Mahlzeiten und nach dem Verzehr von Weizenprodukten und Alkohol in Erscheinung tritt. Es gibt aber auch Personen, bei denen sämtliche Kohlenhydrate die candidabedingten Symptome auslösen oder verstärken.

Hier ist ein zeitweiser Verzicht auf Kohlenhydrate häufig der einzige erfolgversprechende Weg, um die gewünschte Symptomverbesserung zu erreichen. Der Grund in dieser Symptomverstärkung durch kohlenhydrathaltige Nahrungsmittel liegt darin, dass sich der Candida hauptsächlich von diesen ernährt. Er zieht hieraus seine für ihn lebenswichtigen Nährstoffe und kann mit ihrer Hilfe nicht nur selbst sein Leben aufrecht erhalten, sondern sich außerdem noch explosionsartig vermehren. Bei einer ausreichenden „Fütterung" des Candidas kann sich seine Population innerhalb von nur einer Stunde mehrmals verdoppeln.

Dies hat zur Folge, dass bei Personen mit einer Candida-Besiedelung sehr häufig regelrechte Heißhungerattacken auftreten, die vornehmlich auf einfache Kohlenhydrate wie Zucker und Weißmehlprodukte ausgerichtet sind. Man wird regelrecht gierig nach zuckerhaltigen Nahrungsmitteln und wird erst ruhiger, wenn man seinen „Hunger" mit einem Schokoriegel, Eis, Gummibärchen oder anderen Süßigkeiten gestillt hat. Dann verschwindet die Gier auf Süßes zwar recht schnell, aber es dauert oft nur wenige Minuten, bis sich dann die bleierne Müdigkeit meldet. Und diese hat es in sich.

Man fühlt sich wie erschlagen, wie im Nebel oder auch halb angetrunken. Manche beschreiben ihren Kopf auch „wie in Watte gepackt" und sind in dieser Phase kaum in der Lage, sich zu konzentrieren, die Augen aufzuhalten oder an einem Gespräch teilzunehmen. Selbst die Erledigung von einfachsten Dingen wird zu einer unüberwindbaren Hürde. Auf den ersten Blick mögen derartige Symptome recht seltsam erscheinen, aber wenn man genauer betrachtet, was der Candida eigentlich ist, wo er sich hauptsächlich aufhält und was er an seinem Aufenthaltsort genau bewirkt, ermöglicht dies ein besseres Verständnis für diese Zusammenhänge. Das Thema Candida ist sehr komplex, und es würde an dieser Stelle den Rahmen sprengen, es noch weiter zu vertiefen. Wenn Sie sich eingehender mit dem Thema befassen möchten, empfehle ich Ihnen mein Buch „Neue Energie ohne Candida".

Der Säure-Basenhaushalt

Die Themen „Ernährung", „Entzündungen" und „Candida" wären bei der Polymyalgia nicht vollständig, wenn nicht auch das Thema des Mineralstoffhaushaltes berücksichtigt würde. Führende Ernährungswissenschaftler wie insbesondere Friedrich Sander, Dr. Maximilian Bircher-Brenner und F.X. Mayr wiesen schon vor vielen Jahrzehnten darauf hin, dass ein ausgeglichener Mineralstoffhaushalt, der auch als Säure-Basen-Haushalt bezeichnet wird, eine ganz wesentliche Grundlage für die Gesundheit bildet. Ausgeglichen ist der Mineralstoffhaushalt dann, wenn sich der pH-Wert des Körpers im leicht basischen Bereich zwischen 7,2 und 7,5 befindet.

Doch nicht nur diese bekannten Ernährungswissenschaftler, sondern auch viele ganzheitlich orientierte Therapeuten vertreten heute die Ansicht, dass bei fast jeder chronischen Erkrankung der Säure-Basen-Haushalt eine entscheidende Rolle spielt. Denn so wie ein übersäuertes Milieu zu einer Verstärkung vieler Symptome führen kann, so kommt es durch eine Entsäuerung häufig zu einer deutlichen Symptomlinderung. Eine säurenüberschüssige Ernährungsweise gilt geradezu als eine Triebfeder, das Krankheitsgeschehen anzuheizen. Naturheilkundler führen dies darauf zurück, dass Übersäuerungen oftmals zu einer Verschlackung des Organismus und des Stoffwechsels führen. Demzufolge werden die Körperzellen belastet, sodass es zu Störungen zahlreicher Mechanismen und Selbstregulationen kommt. Als Folge resultieren hieraus viele verschiedene Symptome, wobei Schmerzen ein sehr häufig auftretendes Symptom sind. Auch die Zellen der körpereigenen Immunabwehr reagieren sehr sensibel auf ein übersäuertes Milieu. Man geht davon aus, dass sie bereits ab einem pH-Wert von ca. 7,2 ihre Aktivitäten einstellen. Es gibt nur sehr wenige Körperbereiche, in denen ein saures Milieu erforderlich ist, wie beispielsweise der Magen, wo die Magensäure produziert wird.

Der Körper verfügt zwar über ein sogenanntes Puffersystem, um überschüssige Säuren abzufangen und auszuscheiden, aber dieses System ist begrenzt und kann ein Zuviel an Säuren nicht ausreichend kompensieren. Während die im Blut vorhandenen Säuren vorrangig aufgefangen werden, geschieht die Abpufferung in schlecht durchbluteten oder entzündeten Körperbereichen oft nur unzureichend.

Die lebenswichtige Bedeutung von einem ausgewogenen Säure-Basenverhältnis wird spätestens dann deutlich, wenn man sich vergegenwärtigt, dass im Körper fast sämtliche Stoffwechselprozesse in einem neutralen bis basischen Bereich stattfinden. So sind in einer gesunden Situation sämtliche Gewebe des Körpers leicht basisch und bewegen sich bei einem pH-Wert von etwa 7,4. Dieses basische Milieu benötigt der Organismus, weil die zahlreichen Enzyme, die für die vielen Stoffwechselprozesse erforderlich sind, extrem von einem basischen Umfeld abhängig sind. Liegt jedoch ein saures Milieu vor, können die Enzyme ihre Funktionen nicht voll entfalten, was diverse Folgen mit sich bringt. Unter anderem kann durch die fehlenden Enzyme die Nahrung nicht vollständig verwertet werden, was zu einer unzureichenden

Bereitstellung von Energie führt. Aber auch Verdauungsstörungen wie Durchfall, Bauchschmerzen und Blähungen können aufgrund der fehlenden Enzyme entstehen.

Eine Übersäuerung (*Azidose*) äußert sich nicht immer erst in chronischen Erkrankungen wie einer Polymyalgia, sondern macht durchaus auch schon vorher auf sich aufmerksam, wie zum Beispiel durch immer wiederkehrende Infekte, Lippenherpes, Ekzeme, Entzündungen, Gelenkbeschwerden, Müdigkeit, häufige Neuralgien, Sodbrennen, brüchige Haare und Nägel.

Immer häufiger ist zu beobachten, dass Therapien nicht zu dem erhofften Segen führen, den man sich von seinem schulmedizinisch oder naturheilkundlich ausgerichteten Arzt oder Heilpraktiker versprochen hat. Es kommt erst dann zu einer durchgreifenden und anhaltenden Verbesserung, wenn ein ausgeglichener Säure- Basenhaushalt geschaffen wird.

Das schulmedizinische Studium kennt diese Form der Übersäuerung leider nicht. Hier ist nur die *Blutazidose* bekannt, die aber nichts mit der *latenten Azidose* gemeinsam hat. Da die Naturheilkunde Krankheiten nach ihrem Ursachenprinzip betrachtet und nicht den Anspruch erweckt, nur die Symptome zu beseitigen, gehen immer mehr naturheilkundlich orientierte Therapeuten dazu über, die Entsäuerung als Basis in Behandlungen einzubeziehen.

Gerade bei Personen, die schon mehrere Therapien erfolglos ausprobiert haben, die in einer therapeutischen Sackgasse angekommen sind oder sogar noch weitere Symptome hinzubekommen haben, sollten unbedingt auf eine latente oder gar chronische Übersäuerung hin untersucht werden.

Die Bedeutung dieses Aspektes kann bei der Polymyalgia gar nicht groß genug herausgestellt werden. Der Säure-Basenhaushalt bestimmt nämlich maßgeblich die körperchemischen Grundregulationen und Stoffwechselvorgänge. Und erst wenn ein bestimmter pH-Wert vorhanden ist, können alle biologischen Abläufe reibungslos funktionieren.

Betrachtet man das Nervensystem bei einem übersäuerten Körpermilieu, so kann es zu einer Überlastung der Nervenenden kommen, die letztendlich zu einer Unterbrechung der Impulsübermittlungen führt. Bei entzündlichen Prozessen ist denkbar, dass die angesammelten Säuren nicht genügend aus dem Körper ausgeleitet werden können.

Erfahrungen zeigen immer wieder, dass man auf der Basis eines entsäuerten Körpers erfolgreich weitere Therapien aufbauen kann, und homöopathische Anwendungen, Akupunktur, phytotherapeutische Maßnahmen und diverse andere Behandlungen nach einer Entsäuerung vom Körper wesentlich besser angenommen werden als im Zustand der Übersäuerung. Hier kommt es auf die Regelmäßigkeit und Konsequenz an, wenn man das ehrgeizige Ziel erreichen möchte, seine Gesundheit gravierend zu verbessern.

Im Prinzip ist es bei allen chronischen Erkrankungen wie einer Polymyalgie und weiteren rheumatischen Erkrankungen, sowie bei der Multiplen Sklerose, Polyneuropathie, Morbus Crohn, Allergien, Rheuma, Tinnitus, Gelenkschmerzen, Krebs, Arthrose, Migräne, wiederkehrenden Bandscheibenvorfällen, grauem Star und vielen weiteren Krankheiten sehr zu empfehlen, den Körper mit basenbildenden Nahrungsmitteln zu versorgen. Die bei der Polymyalgia empfohlene Ernährungsweise mit viel Gemüse und

Obst und einem eingeschränkten Verzehr von Fleisch, liefert hier bereits die wesentliche Grundlage. Ergänzt wird dies durch die Einnahme von Mineralstoffen, die ohnehin auch bei der Polymyalgia zu einem umfassenden Therapiekonzept gehören sollte.

Auch in der Natur macht man sich übrigens die Fähigkeit von Mineralstoffen zunutze, denn um das Säure-Basenverhältnis von übersäuerten Böden wieder herzustellen, wird basischer Kalk eingesetzt. Manch gepflegter Rasen erfährt auf diese Weise eine bessere „gesundheitliche" Versorgung als der eigene Körper. Das ist ähnlich wie mit dem Auto: Es bekommt oft mehr Pflege und Zuwendung als man selbst. Denken Sie da einfach mal darüber nach.

Darüber hinaus ist es wichtig, dass auch die in Form von Schlacken angesammelten Säuren aus dem Körper ausgeleitet werden. Hierfür eignen sich insbesondere Entsäuerungsbäder als Vollbad oder Fußbad. Aber auch in einer Basenlauge getränkte Körperwickel und Strümpfe, die mitunter über Nacht getragen werden, wirken sehr effizient. Doch wie kommt es überhaupt zu dieser Überfrachtung mit Säuren?

Neben äußeren Faktoren wie Stress, Krankheiten und exzessivem Sporttreiben überversorgen wir unseren Körper hauptsächlich über unsere Nahrung mit den vielen Säuren. Darüber hinaus bildet auch der Körper selbst ständig Säuren. Bei der Zellatmung entsteht Kohlensäure, weitere Säuren sind Aminosäuren, Fettsäuren und Ketonsäuren. Ursprünglich enthalten säurefördernde Nahrungsmittel nicht unbedingt Säuren, aber während des Verdauungsprozesses entstehen daraus saure Substanzen. Das bedeutet, dass von Natur aus basische Produkte sauer verstoffwechselt werden können.

Saure und basische Nahrungsmittel erkennt man nicht am Geschmack, also ob sie sauer schmecken oder nicht. Entscheidend ist vielmehr, ob sie im Körper säurebildend oder basenbildend sind. Zu den sauren Lebensmitteln zählen alle tierischen Lebensmittel einschließlich Fisch, Geflügel und Wild, sowie Kaffee, Milcherzeugnisse einschließlich Käse, schwarzer Tee, Alkohol, Zucker, Kuchen, die meisten Getreidesorten und kohlensäureversetzte Getränke. Basenbildende Produkte hingegen bestehen hauptsächlich aus Obst und Gemüse, wobei Kartoffeln, Brokkoli, Zucchini, Blumenkohl, Karotten und frische Kräuter die Grundlage bilden. Eine Ernährung, die im Prinzip mit einer bei der Polymyalgia ohnehin angebrachten Diät übereinstimmt.

Da der Körper für seinen Stoffwechsel auch Säuren benötigt, wäre es allerdings nicht zu empfehlen, seine Nahrung ausschließlich auf basenbildende Produkte aufzubauen. Das optimale Verhältnis für ein ausgewogenes Gleichgewicht liegt bei 80 % Basenprodukten und 20 % Säureprodukten. Mit dieser gesunden Ernährung schenkt man seinem Körper die sinnvollste Grundlage, um gesundheitlich vorzubeugen.

Im Übrigen erreichte schon vor vielen Jahren die bekannte Schweizer Ärztin Dr. C. Kousmine (1904 – 1992) beeindruckende Erfolge, indem sie MS-Patienten mit hochdosierten Basentherapien in Kombination mit bestimmten Fettsäuren behandelte. Sie war eine Verfechterin einer basenhaltigen Ernährung und führte viele Zivilisationserkrankungen auf einen zu hohen Säureanteil im Körper zurück. Wenn für Sie das Thema „Übersäuerung" noch Neuland ist, suchen Sie gezielt einen Therapeuten auf, der sich hiermit auskennt. Immer mehr Heilpraktiker beziehen die Entsäuerung in ihre ganzheitlichen Therapiekonzepte ein.

Das entzündungshemmende Therapiekonzept

Wie mehrfach bereits in diesem Buch beschrieben, wirken sich entzündungshemmende Faktoren positiv auf den Genesungsprozess der Polymyalgia aus. Schon durch das Ergreifen einzelner entzündungshemmender Maßnahmen ist es bei vielen Patienten möglich, Verbesserungen der Beschwerden zu erreichen. Noch effektiver aber ist natürlich, wenn mehrere dieser Maßnahmen miteinander kombiniert werden. Hierdurch lassen sich nicht nur die Beschwerden lindern und die Dauer der Erkrankung verkürzen, sondern häufig kann auch die Cortison- Dosis reduziert werden.

Arachidon- und linolsäurearme Ernährung

Bei vielen Erkrankungen, und insbesondere bei entzündungsbedingten Krankheitsbildern, spielt die Arachidon- und Linolsäure eine große Rolle; und obwohl dieser Zusammenhang hinlänglich bekannt ist, erfährt diese Erkenntnis in der Praxis viel zu wenig Berücksichtigung. So besteht die Grundlage eines entzündungshemmenden Konzeptes immer und unbedingt aus einer ausgewogenen Ernährung, die hauptsächlich arachidonsäurearme Lebensmittel enthält.

Fleisch und Milchprodukte sollten nur gelegentlich auf dem Speiseplan erscheinen und fettarm sein. Beim Fleisch ist fettarmes Geflügel wie Hähnchenbrustfilet zu bevorzugen, aber auch Lammfilet ist möglich, mehr als zweimal wöchentlich sollte aber auch das fettarme Fleisch nicht verzehrt werden. Außerdem ist darauf zu achten, dass linolsäurereiche Lebensmittel vermieden werden, weil neben der Arachidonsäure auch die Linolsäure entzündungsfördernd ist. Zu den besonders linolsäurereichen Lebensmitteln gehören pflanzliche Öle wie Sonnenblumen- und Distelöl sowie Nüsse und viele Margarinesorten. Darüber hinaus verfügen auch Eier, Eierteigwaren, Haferflocken, Sesam, Zwieback, getrocknete Feigen und noch einige weitere Lebensmittel über einen hohen Linolsäureanteil (Omega 6). Normalerweise sind einmalige Diätfehler kein Grund zur Sorge, aber bei einigen Personen können sie dennoch zu Symptomverschlechterungen führen. Bemerkt man den Fehler rechtzeitig, kann man durch eine Kapsel Krillöl, Fischöl oder Astaxanthin oft noch Schlimmeres abwenden.

Vermeidung entzündungsfördernder Nahrungsmittel

Allein die Vermeidung von entzündungsfördernden Lebensmitteln kann bei einigen Patienten schon deutliche Verbesserungen der Symptome mit sich bringen. Zu den Nahrungsmitteln mit einem sehr großen Potential, Entzündungen zu begünstigen, gehören insbesondere Zucker, Kuchen, Kekse, sämtliche Süßigkeiten, Alkohol, Weißmehl, Margarine, Öle (insbesondere Distel-, Sonnenblumen- und Maiskeimöl) mit einem niedrigen Omega-3-Fettsäuren-Anteil, fettreiche Fleischsorten und Milchprodukte.

All diese Lebensmittel sollten vermieden oder zumindest auf ein Minimum reduziert werden. Auch Nachtschattengewächse wie Kartoffeln, Tomaten, Auberginen und Pfeffer werden von einigen Ernährungsexperten als entzündungsfördernd eingeordnet. Weitere Informationen lesen Sie in dem Kapitel „Ernährung bei Polymyalgia".

Entzündungshemmende Nahrungsmittel

Während es auf der einen Seite Nahrungsmittel gibt, die über ein großes Potential an entzündungsfördernden Eigenschaften verfügen, gibt es auf der anderen Seite auch zahlreiche Lebensmittel, die den Entzündungen entgegenwirken. Insbesondere sind dies Lebensmittel, die hohe Anteile an Omega-3-Fettsäuren enthalten wie Kaltwasserfische (z. B. Lachs, Makrele, Hering), sowie Leinöl, Perillaöl und Hanföl, aber auch bestimmte Obst- und Gemüsesorten entfalten eine beeindruckende Wirksamkeit gegenüber Entzündungsprozessen. Hier sind insbesondere Brokkoli, Spinat, Knoblauch und Zwiebeln zu nennen. Zwiebeln enthalten viel *Quercetin*, ein wichtiges Antioxidans, das wirksam gegen Entzündungen ist.

Bei den Obstsorten sind Blaubeeren, rote Beeren wie z. B. Himbeeren und Papayafrüchte als entzündungshemmend bekannt. Weniger bekannt, aber nicht weniger effektiv, sind Sauerkirschen. Ihr entzündungslinderndes Potential wird auf den enthaltenen Pflanzenfarbstoff *Anthocycan* zurückgeführt.

Nahrungsmittelintoleranzen

Viele an rheumatischen Erkrankungen leidende Personen sind von Nahrungsmittelintoleranzen betroffen. Wie ausführlich in dem Kapitel „Was haben Nahrungsmittelintoleranzen mit Polymyalgia zu tun?" beschrieben, wirken sich unverträgliche Lebensmittel auslösend oder zumindest verstärkend bei der Entstehung der Polymyalgia aus. Dies wird darauf zurückgeführt, dass durch den Verzehr der nicht verträglichen Lebensmittel Entzündungsprozesse im Körper angeheizt werden. Demzufolge gehört zu einem umfassenden entzündungshemmenden Therapiekonzept auch, unbedingt auf die unverträglichen Lebensmittel zu verzichten.

Entzündungshemmende Nahrungsergänzungsmittel

Um den Entzündungen entgegenzuwirken, ist die Einnahme bestimmter Nahrungsergänzungsmittel sehr wichtig. Hier kommt hauptsächlich den Omega-3-Fettsäuren eine große Bedeutung zu, die insbesondere in Krillöl und Fischölkapseln enthalten sind. Außerdem sind auch Astaxanthin, Vitamin C, Quercetin, Boswellia (Weihrauch), Curcuma, Vitamin E in das entzündungshemmende Therapiekonzept einzubeziehen.

Weniger bekannt für seine entzündungshemmenden Eigenschaften ist Magnesium. Grundsätzlich sind bei einer entzündungsbedingten Erkrankung zwar alle Mineralstoffe wichtig, aber dem Magnesium kommt hier eine besonders wichtige Rolle zu. Denn es kann sogar so effektiv bei der Reduzierung von Entzündungsprozessen wirken, dass einige Experten Magnesium sogar zutrauen, nicht weniger nützlich zu sein als herkömmliche entzündungshemmende Medikamente.

Magnesium wird in Form von Nahrungsergänzungsmitteln eingesetzt, aber auch durch eine gezielte Ernährungsweise kann man die Magnesiumversorgung unterstützen. Als besonders magnesiumhaltig gelten Kohlrabi, Fenchel, Brokkoli, Quinoa, Amaranth, Brennesseln, Blattgemüse wie Spinat, Meeresalgen, Majoran und Bananen. Lesen Sie weitere Informationen in dem Kapitel „Orthomolekulare Medizin".

Beseitigung der freien Radikale mit Nahrungsergänzungsmitteln

Unser Körper wird täglich mit sogenannten *freien Radikalen* konfrontiert, die durch natürliche körpereigene Stoffwechselprozesse entstehen, aber auch durch Stress, Sonnenbaden, Zigarettenrauch und andere äußere Faktoren gebildet werden. Freie Radikale sind für den Organismus sehr schädlich und werden für diverse Zivilisationserkrankungen verantwortlich gemacht. Auch bei der Entstehung rheumatischer Erkrankungen sind sie nicht unbeteiligt, sodass ihre Anwesenheit möglichst vermieden werden sollte.

Dies gelingt durch sogenannte Radikalenfänger bzw. Antioxidantien, die dem Körper in Form von Nahrungsergänzungsmitteln zur Verfügung gestellt werden können. Hierzu gehören unter anderem Vitamin C und Vitamin E, Zink, Selen, Astaxanthin. Auch durch eine antioxidantienreiche Ernährung, die aus Obst und Gemüse besteht, führt man dem Körper große Mengen Antioxidantien zu. Je frischer diese Lebensmittel sind, desto höher ist der Anteil an Antioxidantien.

Die Ernährung spielt bei der Polymyalgia Rheumatica eine so entscheidende Rolle, dass allein schon durch eine Ernährungsanpassung viele Beschwerden spürbar gelindert werden konnten. Aber auch wenn die Erkrankung mit verschiedenen Medikamenten behandelt wird verhindert dies nicht, dass eine bestimmte Ernährungsweise eingehalten werden muss. Lesen Sie hierzu auch das Buch „*Die richtige Ernährung bei Polymyalgia Rheumatica- Rezepte zur entzündungshemmenden Ernährungsweise*" ISBN 978-3944523033.

Bewegung und Sport – geht das?

Im ersten Augenblick mag eine derartige Fragestellung recht widersprüchlich daher kommen, sprechen wir bei der Polymyalgia schließlich von einer schwerwiegenden Erkrankung, die mit Schmerzen und Bewegungsbeeinträchtigungen einhergeht. Grundsätzlich lässt sich hierzu sagen, dass die Erkrankung sportliche Betätigungen nicht völlig ausschließt und auch keine Kontraindikation darstellt. Hier ist vielmehr die individuelle Situation zu berücksichtigen, ob gerade eine akute Schmerzphase vorliegt, wie intensiv die Schmerzen sind, welche Körperbereiche die Erkrankung besonders betrifft und welche Bewegungen trotz dieser Einschränkungen möglich sind.

Werden die jeweiligen Beeinträchtigungen ausreichend berücksichtigt, spricht nichts dagegen, trotz der Erkrankung Bewegungen zu tätigen und Sport auszuüben. Grundsätzlich wird sogar sehr befürwortet, für regelmäßige körperliche Betätigung zu sorgen, denn im Allgemeinen ist davon auszugehen, dass sich regelmäßig und mit Bedacht ausgeübter Sport in mehrfacher Hinsicht sehr förderlich auf den Genesungsprozess der Polymyalgia und das gesamte Wohlbefinden auswirkt.

Denn nicht nur der gefürchteten Gewichtszunahme kann hierdurch entgegengetreten werden, sondern auch der Muskelaufbau, die Knochen und die Beweglichkeit werden gestärkt. Außerdem wirkt sich Bewegung positiv auf den Blutzuckerspiegel aus, der bekanntermaßen durch das Cortison ungünstig beeinflusst wird und zu einem erhöhten Diabetes- Risiko führt. Darüber hinaus ist Sport in der Lage, die Stimmungslage deutlich zu verbessern. Dies wird darauf zurückgeführt, dass sich die Konzentration der Glückshormone wie Dopamin, Endorphine und Serotonin deutlich erhöht. Sport ist auch ein probates Mittel, um das Herz-Kreislaufsystem zu stärken und Stress abzubauen. Bekanntermaßen kann Stress zu einer Verstärkung von Schmerzen führen, sodass sportliche Aktivitäten also auch in diesem Bereich einen wichtigen positiven Einfluss auf das Wohlbefinden haben.

Dennoch – trotz dieser beeindruckend vielen Vorteile, die deutlich aufzeigen, dass sich Sport spürbar positiv auf den Gesundungsprozess auswirken kann, ist oft die erste Reaktion der Polymyalgia-Patienten jegliche Bewegung zu vermeiden, denn sie könnte ja schmerzen. Das ist durchaus zu verstehen, denn die teils höllischen Schmerzen können den Menschen zur Verzweiflung treiben. So ist in akuten Schmerzzuständen und bei allgemeinem Unwohlsein Bewegung auch nicht angeraten. Auch die Gefahr, dass Schmerzen möglicherweise durch Bewegung zunehmen können, sollte nicht ausgeblendet werden.

Doch irgendwann ist eine solche unsichere Phase überstanden, die Angst lässt nach, und es ist an der Zeit, sich mit dem Thema „Bewegung" auseinanderzusetzen. Denn ohne Bewegung geht es generell nicht, Muskelpartien werden sonst schlaff, die Bewegungseinschränkung nimmt weiter zu, die Kraft schwindet, der gesamte Stoffwechsel läuft auf Sparflamme, und zwar nicht nur in dem erkrankten Körperbereich, sondern auch der gesunde Teil wird durch die Schonung und Inaktivität in Mitleidenschaft gezogen. Wenn man mit Bewegungsübungen beginnt, geht es in erster Linie zunächst darum, den gesamten Körper wieder neu kennenzulernen und auszuloten. Wenn sich dabei herausstellt, dass es nicht möglich ist, die erkrankten Körperbereiche zu trainieren, dann sollten wenigstens die gesunden Körperregionen nicht darunter leiden. Leichte, gymnastische Übungen helfen dabei.

In welchem Umfang körperliche Aktivitäten möglich sind, hängt hauptsächlich davon ab, wie stark die Erkrankung ausgeprägt ist und welche konkreten Beeinträchtigungen vorliegen. So sollte das Leistungsniveau den individuellen Möglichkeiten entsprechen und kein falscher Ehrgeiz an den Tag gelegt werden, der womöglich kontraproduktiv sein könnte. Aufgrund der Schmerzen sollte die Aktivität nur schrittweise gesteigert werden, ein wichtiger Aspekt, der auch von manchen Fachleuten nicht ausreichend berücksichtigt wird und zu einer Verschlimmerung der Symptome führen kann. Durch ausgewogenes regelmäßiges Training wird das persönliche Leistungsvermögen meistens auf schonende Weise verbessert, sodass sich im Laufe der Zeit mehr Ausdauer und Bewegungsvielfalt zeigen.

Hier gilt allerdings, genau zu beobachten, dass man sich nicht überfordert und überschätzt. Die gefährlichsten Zeiten sind ausgerechnet die, in denen man sich am wohlsten fühlt und kaum noch Bedenken hat, dass man zu viel des Guten tun könnte. Man wird dann schnell leichtsinnig, mutet dem Körper mehr zu als ihm eigentlich gut tut und überschätzt sich. Körperliche Betätigungen, bei denen die Gelenke überstrapaziert werden oder viel Stress bedeuten, sollten bei der Polymyalgia jedoch vermieden werden. Es geht hier also keinesfalls darum, ein Fitness-Freak zu werden oder den Körper in irgendeiner Art und Weise zu überfordern. Im Laufe der Zeit wird das regelmäßige Training von ganz allein immer leichter fallen, und das Gefühl, sich besser zu fühlen, nimmt dann automatisch zu. Eine sehr hilfreiche Methode, an regelmäßige Bewegung herangeführt zu werden, die nicht überfordert und die unter fachmännischer Leitung zu erlernen ist, bietet die Physiotherapie.

Hier lernen die Patienten gezielte Übungen, die der Bewegungsfähigkeit, dem Muskelaufbau und der Schmerzlinderung dienen und bei denen die Schmerzgrenze nicht überschritten wird. Die gymnastischen Übungen sind nicht auf den Zeitraum der Physiobehandlung beschränkt, sondern sollten nach Möglichkeit zuhause regelmäßig wiederholt werden. Bei einfachen Übungen, ohne Geräte und Zubehör, ist das im Wohn- oder Schlafzimmer auch mit einer Gymnastikmatte kein Problem. Der Patient sollte den Ablauf der einzelnen Schritte genauso wie in der Behandlung beim Therapeuten beachten. Mit dem Üben kommt die Routine dann ganz von alleine.

Zusätzlich zu den Übungen aus dem Bereich der Krankengymnastik ist es sinnvoll, weitere körperliche Betätigungen in den Tagesablauf einzuplanen. Soweit möglich, sollte täglich ein Bewegungsprogramm von 30 Minuten erfolgen. Wenn die Motivation an manchen Tagen hierfür nicht ausreicht oder andere Gründe dagegen sprechen, sollte man sich immerhin 10 Minuten lang zu Fuß betätigen.

Etwas Bewegung ist besser als keine Bewegung, und an besseren Tagen hat man dann womöglich mehr Elan und kann sich anstatt der vorgesehenen 30 Minuten 40 Minuten lang bewegen. Denn wenn es die Rahmenbedingungen zulassen, sollte das tägliche Ziel darin bestehen, 30 Minuten Sport zu betreiben oder zumindest bestimmte Bewegungsübungen durchzuführen. Langsam anfangen und sich in kleinen Schritten steigern, führt zu einem schnelleren Ziel, als alles auf einmal zu wollen und sofort mit großen Trainingseinheiten zu beginnen. Je abwechslungsreicher das Bewegungsprogramm gestaltet wird, desto effektiver zeigen sich die körperlichen Fortschritte, aber auch die Motivation wird hierdurch maßgeblich unterstützt, weil man hiermit der Gefahr der Langeweile und Monotonie entgegenwirkt. Wenn möglich, sollten Bewegungsarten bevorzugt werden, die nur zu einer geringfügigen Belastung der Sehnen führen wie etwa Walking, Schwimmen, Dehnungsübungen, Wassergymnastik und Kraftübungen mit leichten Hanteln.

Walking und Spazierengehen

Bei der Polymyalgia stellt sich verständlicherweise auch die Frage, welche Sportart eigentlich die geeignetste bei dieser Erkrankung ist. Oft im Leben sind es die einfachen Dinge, die am effektivsten sind, und nicht anders verhält es sich auch bei der Polymyalgia. Walking beispielsweise ist eine sehr einfach durchführbare Sportart, die trotz manch einer körperlichen Beeinträchtigung und unabhängig vom Alter und der Konditionierung von den meisten Menschen ausgeübt werden kann.

Erfreulicherweise ist Walking bei Wind und Wetter und zu jeder beliebigen Jahreszeit und Tageszeit möglich, denn auch im Dunkeln, wenn die Straßen ausreichend beleuchtet sind, kann man starten. Walking erfordert keine teure Ausrüstung, denn abgesehen von einem guten Paar Schuhe und wetterfester Kleidung, kann es direkt losgehen, und das meistens sogar direkt vor der eigenen Haustür. Schon regelmäßiges strammes Gehen, das idealerweise täglich 30 Minuten lang erfolgt, kann sich sehr gesundheitsfördernd auswirken. Man kann zunächst mit kürzeren Strecken beginnen und diese im

Laufe der Zeit steigern. Die Wegstrecken lassen sich einfach und schnell an die persönliche tägliche Leistungsfähigkeit anpassen, sodass man hierbei nicht dazu verleitet wird, sich zu überfordern. Auch untrainierte, ältere und übergewichtige Personen haben durch das Walken eine fantastische und einfache Möglichkeit, ohne große Anstrengung für eine regelmäßige körperliche Tätigkeit zu sorgen. Wem das Walken dennoch zu anstrengend sein sollte, kann es quasi mit einer „Nummer kleiner" versuchen, indem er zumindest täglich einen Spaziergang macht, den er mit der Zeit stetig weiter ausdehnt.

Der Bewegungsrhythmus ist beim Walking und Spazierengehen weitestgehend gleich, wobei es beim Spazierengehen an Tempo fehlt, und es hierbei insgesamt gesehen etwas gemächlicher zugeht. Die körperlichen Aktivitäten beider Bewegungsarten führen zu diversen gesundheitlichen Verbesserungen, indem mehrere Muskelbereiche, das Herz-Kreislauf- System und der Stoffwechsel gestärkt werden, und es außerdem zu einer besseren Sauerstoffversorgung und Durchblutung kommt.

Damit sich die gesundheitsfördernden Effekte tatsächlich auch einstellen können, ist es empfehlenswert, auf fußfreundliches Schuhwerk zu achten. Außerdem ist es wichtig, die jeweils absolvierten Strecken und Zeiten aufzuschreiben, die ohne Schmerzzunahme geschafft werden. Während des Walkens sollten rechtzeitige Pausen erfolgen, um eine Zunahme der Schmerzen zu verhindern. Mit der Zeit können die Ruhephasen verkürzt und die Trainingsintensität erhöht werden.

Bewegungstraining Zuhause

Ergänzend zu den sportlichen Betätigungen beim Physiotherapeuten oder Fitnessstudio ist es sinnvoll, sich nach Möglichkeit auch Zuhause einen kleinen Trainingsbereich einzurichten. Diesen kann man an den Tagen nutzen, an denen keine Trainingseinheiten außer Haus stattfinden. Hierfür sollte ein Platz gesucht werden, in dem genügend Raum für die Übungen zur Verfügung steht. Nichts ist schlimmer, als permanent und schmerzhaft irgendwo anzustoßen oder Arme und Beine nicht richtig ausstrecken zu können. An der frischen Luft, auf der Wiese oder im Garten ist Gymnastik durch die verbesserte Sauerstoffaufnahme gleich doppelt so effektiv.

Bequeme Kleidung, die nicht einengt, ist Pflicht, ebenso wie entsprechende Sportschuhe oder Turnballerinas. Mit Musik geht alles leichter. Wer die Möglichkeit hat, seine Übungen in einem Raum mit Spiegel durchzuführen, kann seine Bewegungen kontrollieren, das eigene Körpergefühl wird so zusätzlich verbessert.

Allgemein gilt: Übungen immer locker durchführen, aufhören, wenn man sich nicht wohl fühlt oder sich Schmerzen bemerkbar machen. Immer nur bis an die Schmerzgrenze gehen, nie darüber! Am Anfang nicht übertreiben, besser ist es, die Übungsanzahl und die Wiederholungen langsam zu steigern. Fünf bis zehn Minuten genügen für das erste Mal. Wenn der innere Widerstand zu hoch ist, dann wird das auch mit der Gymnastik nichts, und man sollte sich stattdessen eine andere Sportart suchen. Die Bewegungen sollten langsam und weich fließend ausgeführt werden, ruckartige Bewegungen können Schmerzen verursachen und stellen für Ungeübte zudem ein Risiko für Zerrungen und Überdehnungen dar.

Eine leichte Spannung der Muskulatur hilft, den eigenen Körper besser wahrzunehmen und ist die ideale Voraussetzung für die nachfolgenden Übungen. Auch die abwechselnde An- und Entspannung verschiedener Muskelpartien vertieft das eigene Körpergefühl und lässt sich für die Wahrnehmung von Spannungs- und Verspannungszuständen sehr gut üben. Bei allen gymnastischen Übungen darf die Atmung nicht vergessen oder vernachlässigt werden. Einatmen erfolgt durch die Nase, Ausatmen durch den Mund.

Zahlreiche Gymnastik-Übungen können auch im Bett, auf der Couch, an einer Hauswand oder dem Türrahmen ausgeführt werden. Experimentieren und die Abwandlung bereits bekannter Übungen sind ausdrücklich erlaubt, denn so kann die Bewegung an sich wahrgenommen werden, ohne dass es auf einen gewissen Leistungsdruck ankommt.
Es geht nicht darum, dass hier ein fest geplanter Übungsablauf entstehen muss, zur Motivation und der Freude an der Sache ist das Ausprobieren die beste Methode. Dann fallen die eigentlichen Übungen, die sich stetig erweitern lassen, umso leichter.

Einfache Übungen für die allgemeine Beweglichkeit

Beginnen und beenden Sie Ihre Gymnastik immer mit dieser Atemübung: Beine auseinanderstellen, Arme über der Brust kreuzen. Bauch und Po einziehen. Tief durch die Nase einatmen, dabei die Arme langsam nach oben strecken. Beim Ausatmen durch den Mund die Arme nach unten bewegen und dabei in die Hocke gehen.
Zum Aufwärmen stellen Sie sich locker hin, die Arme einfach baumeln lassen. Den Kopf je viermal nach rechts, hinten, links und vorne wippen. Anschließend mit dem Kopf nach

rechts und links, ebenfalls viermal, kreisen. Ziehen Sie die rechte und linke Schulter abwechselnd 5-6-mal so weit hoch wie möglich. Kreisen Sie danach leicht mit den Schultern nach vorne und zurück, so oft es Ihnen gut tut.

Beugen Sie sich nach vorne, sodass der Rücken eine gerade Linie bildet, die Füße sollten fest auf dem Boden stehen, die Arme werden seitlich ausgestreckt. Jetzt wippen Sie 5-10-mal in dieser Position mit dem Oberkörper, so dass Sie eine leichte Spannung spüren. Stehen Sie locker auf dem Boden, und strecken Sie die Arme seitlich aus. Jetzt drehen Sie den Oberkörper abwechselnd nach rechts und links, die Arme folgen der Drehbewegung. Versuchen Sie, eine leichte Spannung in den Armen zu halten, ca. 10 Seitwärtsdrehungen. Beugen Sie sich mit dem Oberkörper so weit nach unten, bis die Finger die Füße leicht berühren können. Richten Sie sich jetzt langsam wieder auf und nehmen Sie dabei Ihren Körper bewusst wahr.

Nun legen Sie sich auf den Rücken, winkeln die Beine an und treten gegen die Luft. Dabei sollten die Fußsohlen einen rechten Winkel zur Wade bilden, um den Widerstand zu spüren. Im nächsten Schritt fahren Sie dann Fahrrad in der Luft. Diese Übung sollte zu Beginn des Trainings nicht länger als 2-3 Minuten dauern. In Rückenlage heben Sie nun zuerst das rechte Bein soweit wie möglich nach oben und senken es langsam wieder ab. 5-10-mal wiederholen, dann kommt das linke Bein an die Reihe.
Steigen Sie imaginäre Treppen! Stellen Sie sich aufrecht hin und ziehen Sie die Beine wie beim Treppensteigen hoch, die Arme sollten seitlich locker mitschwingen. Starten Sie mit einem ruhigen Tempo, dass sich steigern lässt. Zählen Sie ca. 20 Treppenstufen.

Tür- oder Wandübung

Tür, Türrahmen oder Wand bilden ein geeignetes Hilfsmittel für die folgenden Übungen:
Stellen Sie sich an die Wand oder die Tür, mit geradem Rücken und aufrechtem Kopf. Versuchen Sie nun, sich in die Hocke zu bewegen, die Wand oder Tür dienen als Stütze. Richten Sie sich dann langsam aus der Hocke wieder auf, 5-mal wiederholen. Sie bleiben an der Wand oder Tür und strecken die Arme nach vorne. Dann heben Sie abwechselnd das linke und rechte Bein bis auf die Höhe der ausgestreckten Arme. Der Rücken sollte dabei gerade bleiben, achten Sie auch auf die durchgestreckte Haltung der Beine. Pro Seite 5-10 Mal.

Zilgrei-Übungen

Für Patienten mit Polymyalgia empfehlen sich auch die sogenannten Zilgrei-Übungen. Sie dienen der Mobilität, Schmerzlinderung und Entspannung. Die Mischung aus gezielter Atmung und sanften Bewegungen kann helfen, die Beweglichkeit effektiv und mit Rücksicht auf die in der Bewegung eingeschränkten Körperbereiche zu mobilisieren. Auch den oft einseitigen Belastungen der gesunden Körperregionen lässt sich durch den Abbau von Verspannungen entgegenwirken.

Adriana Zillo und Hans Greissing haben die Übungen entwickelt, woraus sich auch der Name *Zilgrei* ableitet. Die Yogalehrerin und der Chiropraktiker gaben den Übungen Vogelnamen wie *Schwan, Eisvogel, Kranich* und *Adler*. Um die Zielgrei-Übungen richtig zu erlernen, lohnt sich der Besuch entsprechender Kurse, die in vielen Städten angeboten werden. Auch Anleitungsbücher erleichtern den Einstieg, die

Übungen zur Selbsthilfe sind zwar einfach gehalten, jedoch entfalten sie ihre Wirkung nur im Zusammenspiel mit der korrekten Atemtechnik.

Schulterübungen

Die Schultern gehören zu dem Körperbereich, der durch die Polymyalgia besonders häufig betroffen ist. Um hier die Muskeln zu stärken und die Beweglichkeit zu verbessern, helfen einige gezielte Übungen, wenn sie regelmäßig durchgeführt werden.

Als besonders effektiv hat sich eine Übung erwiesen, die täglich im Bett erfolgen kann. Legen Sie sich in Rückenlage auf Ihr Bett, und legen Sie die Arme entspannt ab. Heben Sie den rechten Arm und schwingen Sie diesen sanft hin und her. Schwingen Sie den Arm nicht zu hoch, und beginnen Sie zunächst mit einem 15-Grad-Winkel, steigern Sie sich bis auf 45 Grad. Wiederholen Sie diese Übung mit dem linken Arm. Fangen Sie zunächst mit einer kurzen Trainingszeit von ungefähr 1 Minute an, bis Sie im Laufe der Zeit bis zu 5 Minuten täglich erreichen.

Pilates

Die Bewegungsmethode *Pilates* wurde nach seinem deutschen Erfinder Joseph Pilates benannt, der 1912 nach England auswanderte. Er entwickelte dieses Training in den 1920-er Jahren und optimierte es in den nachfolgenden 60 Jahren stetig. Ursprünglich war Pilates als ein Rehabilitationsprogramm für Kriegsgefangene gedacht, indem diese noch im Bett liegend bestimmte Übungen praktizierten, um Muskelschwund zu verhindern.

Eines Tages kam man zu der Erkenntnis, dass diese Trainingsmethode auch für andere Menschen, die ihre Fitness steigern wollen, sehr effektiv ist. Obwohl Pilates also schon seit fast 100 Jahren existiert, kam der große Durchbruch erst vor wenigen Jahren. Seitdem hat ein regelrechter Boom eingesetzt, sodass Pilates wie eine riesengroße Welle um die Welt gezogen ist. So gehört Pilates auch bei uns seit einigen Jahren zu den aufstrebenden Sportarten. In den USA, wo diese Bewegungsart ihren Ursprung hat, ist sie inzwischen sogar derart populär, dass man den Eindruck hat, jedermann würde Pilates betreiben.

So haben in den USA im Jahr 2009 annähernd 9 Millionen Menschen Pilates praktiziert, Tendenz steigend. Hinter dieser beeindruckenden Zahl verbergen sich Menschen mit den unterschiedlichsten Voraussetzungen, denn egal ob Sportler, Menschen ohne Kondition, Frauen nach der Schwangerschaft, Jugendliche, kranke Menschen, Senioren, figurbewusste Frauen – sie alle sind Pilates-Fans.

Allein schon die Tatsache, dass so viele unterschiedliche Menschen Pilates ausüben können, zeigt die enorme Flexibilität und Bandbreite, die diese Bewegungsart mit sich bringt. Aber auch, dass inzwischen viele Physiotherapeuten, Sportwissenschaftler und Ärzte Pilates empfehlen oder entsprechende Kurse durchführen, zeugt von der heutigen Akzeptanz dieser Bewegungsmethode. Nicht ohne Grund ist Pilates mittlerweile auch eine bevorzugte Trainingsmöglichkeit für Menschen mit unterschiedlichsten gesundheitlichen Herausforderungen. Neben Verletzungen wie Zerrungen, Muskelrissen oder Knochenbrüchen können auch Menschen mit diversen anderen Krankheitsbildern oder Beeinträchtigungen durch Pilates gesundheitliche Verbesserungen erfahren. Und eben weil sich Pilates- Übungen auf so viele unterschiedliche Bereiche des Wohlbefindens, der Fitness und der Gesundheit auswirken, ist es nicht verwunderlich, dass Pilates inzwischen zu den beliebtesten Trainingsmethoden unserer Zeit gehört. Pilates erinnert auf den ersten Blick an Yoga, ebenso wie an die Bewegungen von bestimmten Tieren wie beispielsweise von Schwänen und Großkatzen.

Bei genauerer Betrachtung zeigen sich doch wesentliche Unterschiede zu Yoga, insbesondere die Konzentration der Pilatesübungen auf die Rumpfmuskulatur und damit der Stärkung von Rücken und Bauch, ist ein wesentliches Unterscheidungsmerkmal. Auch die Kombination, indem Ausdauertraining in Verbindung mit Dehnung und Stärkung der Muskelpartien, gezielten Atemübungen, Koordination und einer intensiven Konzentration stattfindet, macht die Vielfältigkeit von Pilates deutlich. Grundsätzlich geht es bei Pilates auch um mehr Beweglichkeit und Stärkung des gesamten Körpers. Möglich wird dies durch präzise Bewegungsabläufe in Verbindung mit einer kontrollierten Atmung, der ein besonderes Augenmerk zukommt. Die Bewegungen beanspruchen gleichzeitig mehrere Muskeln, die sich gegenseitig ergänzen und wobei die Muskulatur zeitgleich gedehnt und gekräftigt wird.

Den wesentlichsten Aspekt bildet dabei die Konzentration auf die Rumpfmuskulatur, indem die Bauchmuskulatur und die Muskeln im Bereich der Wirbelsäule eine besondere Stärkung erfahren. Trainierte Bauchmuskeln stehen automatisch in Verbindung mit einer gestärkten Wirbelsäule. Bei Pilates steht Qualität über Quantität, sodass nicht die Anzahl der Übungen erfolgsentscheidend ist, sondern die richtige Durchführung. Einige der Pilates-Bewegungen erscheinen auf den ersten Blick etwas schwierig, dennoch können diese mit der richtigen Konzentration und ausreichender Körperwahrnehmung für Menschen jeden Alters angewendet werden. Nicht ohne Grund wird Pilates auch als eine „sanfte" Trainingsmethode bezeichnet, die für fast alle Körpertypen möglich ist. Dies wird unter anderem auch dadurch möglich, dass keine ruckartigen Bewegungen stattfinden, sondern sanft fließende, sodass die Gelenke geschont werden. Ganz automatisch kommt es dabei auch zu einer verbesserten Körperwahrnehmung.

Der Wirkmechanismus von Pilates wird durch eine intensive Konzentration auf den Körper, die Übungen, die Koordination und Atemtechnik erreicht. Besonders das richtige Atmen nimmt einen wichtigen Stellenwert bei Pilates ein und fördert die Gesundheit auf unterschiedlichen Ebenen, indem unter anderem Verspannungen abgebaut werden können. Das vollständige Ausatmen wird als besonders wichtig erachtet, sodass während der Übung die Ausatmung erfolgt und vorher und nachher die Einatmung. Die Durchführung der Pilates-Übungen kann auf einer Gymnastikmatte oder an speziellen Pilates-Geräten erfolgen. Auch große Gymnastikbälle kommen zum Einsatz, und einige Übungen erfolgen in stehender Position.

Man kann nicht generell sagen, dass die eine oder andere Methode die bessere wäre, sondern die Übungen auf einer Matte sind einfacher zuhause durchzuführen, während die anderen in einem entsprechenden Pilates-Studio möglich sind. Eine Ausnahme und Bevorzugung des Gerätetrainings besteht dann, wenn es um die gezielte Behandlung von bestimmten Körperpartien geht, und Druck auf verletzte Körperteile vermieden werden sollen. Dadurch, dass viele

Übungen ohne Geräte auskommen, ist Pilates hervorragend geeignet, das regelmäßige Training (zwei- bis dreimal pro Woche) ohne großen Aufwand auch in den eigenen vier Wänden durchzuführen.

Um Pilates zu erlernen, bieten sich mehrere Möglichkeiten an. Anhand von DVDs, Büchern und Internetinformationen kann man sich viele Übungen bequem zuhause selbst aneignen, aber eine professionellere Lernmethode ist sicherlich, sich durch einen Pilates-Lehrer anleiten zu lassen, damit sich keine Fehler in die Übungen einschleichen oder diese gegebenenfalls korrigiert werden können.

Es gibt inzwischen viele Fitness-Studios, die entsprechende Kurse anbieten, aber auch Physiotherapiepraxen und auf Pilates spezialisierte Studios sind ideale Einrichtungen, um Pilates zu erlernen und regelmäßig zu praktizieren. Die effektivste, aber in der Regel auch die teuerste Möglichkeit ist es, Pilates durch einen persönlichen Trainer zu erlernen.

Bei einer bestehenden Erkrankung ist es immer zu empfehlen, sich von einem erfahrenen Trainer anleiten zu lassen, weil dieser auf die persönlichen Bedürfnisse eingehen kann und die jeweiligen Übungen herausstellt, die dem Krankheitsbild am besten gerecht werden. Um eventuelle Korrekturen vornehmen zu können, ist es nützlich, relativ eng anliegende Sportbekleidung zu tragen.

Qi Gong

Ursprünglich stammt die Bewegungs- und Meditationsart *Qi Gong* aus der Traditionellen Chinesischen Medizin (TCM), wo es bereits seit mehreren Jahren praktiziert wird. Dabei wird es nicht bei einer spezifischen Erkrankung eingesetzt, sondern wenn es im Allgemeinen darum geht, die Gesundheit zu unterstützen. Hier ist besonders der Aspekt von Bedeutung, dass Qi Gong die Selbstheilungsprozesse aktivieren kann. Um dies nachvollziehen zu können, ist es wichtig, die Sichtweise der TCM genauer zu betrachten. Demnach gibt es im menschlichen Körper sogenannte *Meridiane*, durch die die Lebensenergie *Qi* fließt. Jedes Meridian steht mit einem einzelnen Organ oder einer Organgruppe in Verbindung, sodass Blockaden von Meridianen dazu führen, dass die Lebensenergie nicht mehr störungsfrei fließen kann.

Infolgedessen entstehen vielfältige Beeinträchtigungen von Körper und Seele, die sich durch verschiedenartige Symptome äußern. Durch Qi Gong soll vermieden werden, dass derartige Meridian-Blockaden entstehen bzw. dass diese nicht weiterhin aufrechterhalten werden, sodass bereits bestehende Erkrankungen positiv beeinflusst werden und eine Harmonisierung von körperlichen und mentalen Prozessen erfolgt.

Beruhten die Erkenntnisse des Qi Gongs in früheren Zeiten ausschließlich auf Erfahrungen und Beobachtungen, so existiert heutzutage bezüglich der Wirksamkeit ein umfangreiches Wissen mit abgesicherten Erkenntnissen. Diese beziehen sich auf zahlreiche unterschiedliche Krankheitsbilder, sei es eine verbesserte Herzleistung, eine Beseitigung von Verdauungsproblemen, eine Stärkung des Kreislaufs oder auch mehr Energie und weniger Stressanfälligkeit.

Darüber hinaus werden nicht nur die Beweglichkeit und Muskelkraft gestärkt, sondern auch die Knochendichte profitiert von den Qi Gong-Übungen, sodass hier der gefürchteten Osteoporose effektiv entgegengewirkt werden kann.

Aber auch der Effekt, den Qi Gong auf Schmerzen ausüben kann, kommt Polymyalgia-Patienten zugute. Aus mehreren Studien ist bekannt, dass sich Qi Gong sehr positiv auf die Linderung von Schmerzen auswirkt. Sogar klassischen Schmerztherapien war Qi Gong in Studien teilweise überlegen.

Die Durchführung der Qi Gong-Übungen besteht aus unterschiedlichen gymnastischen Bewegungen in Kombination mit Entspannungs- und Atemtechniken, die in aufrechter Position, aber auch im Sitzen und Liegen erfolgen. Möglich sind auch langsame Bewegungen, die man nur in Gedanken ausführt. Der Erfolg des Qi Gongs ist kein schneller, sondern es erfordert Geduld und tägliches Üben. Auch relativ einfach durchzuführende Übungen können sehr effektiv sein, wenn sie regelmäßig durchgeführt werden. Hierfür eignen sich Qi Gong- Kugeln, die auch kurz *Qi-Kugeln* genannt werden, und die man in asiatischen Geschäften kaufen kann. Diese Kugeln sind üblicherweise in einem Zweier-Set erhältlich, die meistens hohl sind und integrierte Klangelemente enthalten.

Nach der Vorstellung der TCM sollen die Kugeln dazu beitragen, das Gleichgewicht des Körpers wieder herzustellen. Die Kugeln sind aber auch in der Lage, die Reflexzonen und Akupunkturpunkte der Hand zu stimulieren, die Konzentrationsfähigkeit zu schulen und das zentrale Nervensystem zu aktivieren. Um dies zu erreichen, gibt es verschiedene Übungen. Da diese mit den Händen durchgeführt werden und im Sitzen erfolgen können, eignen sie sich hervorragend auch für ältere und unbewegliche Personen. Eine beliebte Übung, die täglich mehrmals durchgeführt werden kann, ist *das Kreisen der Kugeln in der Handfläche und zwar abwechselnd im und gegen den Uhrzeigersinn.*

Sturzgefahr

Wenn die Polymyalgia aufgrund der Schmerzen zu Bewegungseinschränkungen und Gangunsicherheit führt, sind die Sorgen der Betroffenen und ihrer Familienangehörigen bezüglich einer erhöhten Sturzgefahr nicht unbegründet. Denn kommt es tatsächlich bei den Polymyalgia-Betroffenen zu einem Sturz, zieht dieser nicht selten schwerwiegende Knochenbrüche nach sich.

Die Gefahr von Knochenbrüchen ist bei vielen Polymyalgia-Patienten als besonders hoch anzusehen, weil die Erkrankung sehr häufig mit einer Osteoporose einhergeht und durch die Cortisoneinnahme begünstigt wird. So können schon die vermeintlich harmlosesten Stürze bei der Osteoporose komplizierte Knochenbrüche zur Folge haben und langwierige Heilungsprozesse nach sich ziehen.

Damit es erst gar nicht so weit kommt oder zumindest das Sturzrisiko reduziert werden kann, wird der behandelnde Arzt bei einem Verdacht auf Osteoporose eine entsprechende Diagnose durchführen und gegebenenfalls auch eine Behandlung einleiten. Hierzu gehören nicht nur körperliche und apparategestützte Untersuchungen, sondern auch die Abklärung eines Sturzrisikos, das bei den meisten älteren Menschen ohnehin schon beträchtlich erhöht ist. Um die Sturzgefahr zu reduzieren, sollte mit gezielten Vorsorgemaßnahmen vorgebeugt werden. Je weiter die Erkrankung fortgeschritten ist, umso konsequenter sollte an der Sturzprophylaxe gearbeitet werden. So entscheidet letztendlich die Ausprägung des Krankheitsbildes, ob nur wenige oder zahlreiche Sicherheitsvorkehrungen zu ergreifen sind.

Die meisten Stolperfallen lauern stets in den eigenen vier Wänden und nicht irgendwo außerhalb, obwohl man es gerade andersherum erwarten würde. Es klingt zunächst fast unglaublich, dass ausgerechnet im eigenen Zuhause, dort wo man sich am besten auskennt und am sichersten fühlt, die meisten Gefahrenquellen lauern. Das betrifft übrigens nicht nur alte und kranke Menschen, sondern auch bei Jüngeren passieren die meisten Stürze und Unfälle in den eigenen vier Wänden und nicht irgendwo unterwegs. Für ältere und an Polymyalgia erkrankte Personen gilt dies in besonderem Maße, zumal man sich in dieser Situation zu 90 % zuhause aufhält.

Die nachfolgend vorgestellten Möglichkeiten geben einen groben Überblick über die in Frage kommenden Maßnahmen. Eine vollständige Darstellung aller Gefahrenquellen und Möglichkeiten der Vermeidung würde an dieser Stelle den Rahmen sprengen. Der behandelnde Arzt wird hier sicher weiterführende Informationen und Kontaktadressen zur Verfügung haben, um sich eingehender mit dieser Thematik auseinandersetzen zu können.

Hauptsächlich geht es darum, die potentiellen Gefahren aufzudecken und zu beseitigen, die bei einem Sturz zu Verletzungen führen können. Da man selbst für derartige Dinge im eigenen Zuhause schnell dazu neigt, „betriebsblind" zu sein und die Gefahren zu verharmlosen, sollte man sich selbst den Gefallen tun, und einen Angehörigen, einen versierten Freund oder den Hausarzt um Unterstützung bitten. Als sehr hilfreich erweisen sich hier oftmals Personen, die nicht regelmäßig den Alltag miterleben, weil sie die bekannten „Scheuklappen" nicht aufsitzen haben. Außerdem sind sie unvoreingenommen und lassen einen Teppich mit einer Stolperfalte nicht liegen, weil er womöglich ein so wertvolles Erinnerungsstück ist. Sie sind also in dieser Hinsicht emotionsloser und sehen außerdem auch schneller, wo störende Elektrokabel liegen oder hängen, wo sich scharfe Kanten befinden oder eine Glastür einen Sturz gefährlich machen kann.

Manche Stolperfallen und Gefahrenquellen fallen nicht immer sofort ins Auge oder sind bei einer weniger stark ausgeprägten körperlichen Einschränkung noch nicht so relevant. Somit kann sich die Anforderung im Laufe der Zeit verändern, sodass mit einer Verschlechterung des gesundheitlichen Zustandes weitere Maßnahmen und häusliche Veränderungen erforderlich werden können.

Über das größte Gefahrenpotential verfügt das Badezimmer. Hier stattfindende Stürze haben meist gravierendere Folgen als ein Sturz auf einen weichen Teppich im Wohnzimmer. Somit sollten hier alle in Frage kommenden Gefahrenquellen entschärft werden, sei es, dass die Armaturen, die Badewanne, Duschwanne, Toilette und das Waschbecken genauer inspiziert werden hinsichtlich der scharfen Ecken und Kanten. Wenn möglich, sollten die Armaturen möglichst flach an der Wand angebracht werden, und während des Duschens oder Badens sind diese mit einem dicken Handtuch oder Schaumstoff abzudecken. Zusätzlich angebrachte Haltegriffe verhindern meistens Schlimmeres; man kann sich an ihnen festhalten, sei es beim Duschen, Abtrocknen oder auch in der Nähe des Waschbeckens. Noch sicherer als das Duschen im Stehen ist das Duschen im Sitzen auf einem stabilen Duschstuhl mit Arm- und Rückenlehnen.

Auch der Fußboden im Badezimmer birgt meistens besondere Gefahren, sodass hier unbedingt auf Rutschfestigkeit zu achten ist. Die Dusche oder Badewanne sollte mit einer rutschfesten Gummimatte ausgelegt werden, die allerdings keine Stolperfalle bilden darf. Die Duschabtrennung sollte möglichst aus Sicherheitsglas, Kunststoff oder einem Duschvorhang bestehen, nicht jedoch aus einer normalen Glasscheibe, weil hiermit verbundene Stürze aufgrund von Glasscherben zu gefährlichen Verletzungen führen.

Auch in anderen Wohnbereichen sollte auf eventuelle Glasscheiben geachtet werden. Um die Folgen eines Sturzes abzumildern, sollte auch hier Sicherheitsglas verwendet werden. Dieses zersplittert zwar auch im Falle eines Sturzes, aber es zerfällt nicht in viele kleine Einzelscherben, sodass hierdurch ausgelöste Verletzungen vermieden werden können. Wenn der Einbau von Sicherheitsglas zu aufwendig ist, kann das Einfachglas stattdessen auch mit einer entsprechenden Folie beklebt werden, um den gleichen Sicherheitseffekt zu erreichen.

Neben dem Badezimmer ist die Küche der Bereich der Wohnung, der ebenfalls über ein großes Gefahrenpotential im Hinblick auf Stürze verfügt. Wenn man sich nur vorstellt, was alles passieren kann, wenn man in der Küche stolpert und dies womöglich noch während der Verrichtung einer Tätigkeit wie Kochen oder Bügeln, dann lässt sich erahnen, welche Situationen entstehen können, wenn man hier ins Straucheln gerät.

Auch wenn sich sicherlich nicht alle Gefahren von vornherein verbannen lassen und ein gewisses Risiko bestehen bleibt, so kann man doch durch einige gezielte Maßnahmen die Risiken und die Sturzfolgen reduzieren. Neben der Vermeidung von Stolperkanten und der Entschärfung anderer Verletzungstrigger ist es ratsam, sich Küchengeräte anzuschaffen, die über einen automatischen Ausschaltmechanismus verfügen wie beispielsweise Bügeleisen, Toaster und Wasserkocher.

Müdigkeit und Erschöpfung

Polymalgia ist auffallend oft mit einer extremen Müdigkeit vergesellschaftet. Müdigkeit an sich ist ja eigentlich nichts Besonderes und gehört zum täglichen menschlichen Leben. Meistens sind die Gründe hierfür klar, sei es weil man am Abend zuvor spät zu Bett gegangen ist, schlecht geschlafen hat oder anstrengende Tage hinter einem liegen. Sobald man wieder für ausreichenden Schlaf sorgt, verliert sich die Müdigkeit dann schnell von ganz allein.

Anders verhält es sich bei einer Müdigkeit, die in Verbindung mit einer Erkrankung wie der Polymyalgia steht und als begleitendes Symptom auftritt. Zunächst dringt die Müdigkeit in einem schleichenden Prozess in das Leben der Betroffenen. Diese empfinden diese Situation zunächst hauptsächlich als lästig und tragen sich mit der Hoffnung, dass sich diese *Fatigue* baldmöglichst allein wieder in Luft auflösen wird. Doch viele werden mit der Zeit eines Besseren belehrt, indem sich die Müdigkeit etabliert und zum täglichen Begleiter wird, was unweigerlich zu einer weiteren Beeinträchtigung der Lebensqualität führt. Die Müdigkeit, die sich hier breit macht, ist mit einer „normalen" Müdigkeit, wie man sie von gesunden Menschen kennt, nicht vergleichbar. Sie fühlt unnachgiebiger an und tritt nicht nur für einen kurzen Moment des Tages in Erscheinung, sondern nistet sich mehrere Stunden lang ein. Ständig fühlt man sich erschlagen, hat ein ausgeprägtes Schlafbedürfnis, ohne jedoch Erholung zu finden. Es ist eine körperliche und mentale Erschöpfung gleichermaßen, eine extrem reduzierte körperliche Leistungsfähigkeit, die es unmöglich macht, die anfallenden Erledigungen des Alltags noch bewältigen zu können. Schon die kleinsten Dinge werden zu großen Herausforderungen, und kaum sind diese verrichtet, führen sie zu einer weiteren Ermattung.

Ist die Müdigkeit stark ausgeprägt, erweckt sie den Anschein, als würde sie den ganzen Tagesablauf bestimmen. Als wären die Schmerzen und die Bewegungsbeeinträchtigungen nicht schon genug, stülpt sich auch noch diese intensive Müdigkeit über das ganze Leben und führt zu einer unfreiwilligen Lethargie. Von vielen Betroffenen wird sie sogar als noch belastender als die Schmerzen empfunden. So sind es bei vielen Polymyalgia-Patienten nicht nur die Schmerzen, die den Alltag immens stark einschränken, sondern auch die Müdigkeit hat hier einen großen Anteil, weil sie dazu führt, dass die Aktivitäten auf ein kleines überschaubares Minimum zusammenschrumpfen. Man ist nicht mehr Herr seiner selbst und muss seinen Tagesablauf ständig nach der Müdigkeit ausrichten.

Hat man früher oft und gerne stundenlang mit der besten Freundin telefoniert, empfindet man dies jetzt nur noch als anstrengend und sogar lästig. Auch das einst so geliebte Hobby findet nicht mehr statt, weil da einerseits die Schmerzen sind, aber auf der anderen Seite die Müdigkeit Aktivitäten unmöglich macht. Erschwerend kommt hier oft hinzu, dass es kaum Hilfen zu geben scheint, diesem Zustand ein Ende zu setzen und die Müdigkeit in den Griff zu bekommen. Alles hat man wahrscheinlich schon versucht, um aus diesem Dilemma herauszukommen, aber bislang war alles vergeblich – kein rechtzeitiges Zubettgehen und kein Durchschlafen haben geholfen, auch die Stressreduktion oder ein paar Tage Urlaub konnten keine Abhilfe schaffen.

Wacht man morgens auf, möchte man am liebsten liegen bleiben. Mehrmaliges Wecken durch den Partner oder das Aufstellen von mehreren Weckern sind die einzigen nützlichen Methoden, um überhaupt aus dem Bett herauszukommen. An der Müdigkeit, die den ganzen Tag begleitend zur Stelle ist, ändert dies aber auch nur herzlich wenig. Das Ergebnis ist, dass man sich spätestens mittags schon wieder in der Horizontalen wiederfindet. Aber wahrscheinlicher ist, dass man zwischendurch schon längst den Fernsehsessel besucht hat, um ein Nickerchen zu machen. Immer wieder macht man Pausen. Von was, weiß man allerdings nicht.

Alles wird als zu anstrengend empfunden, und man fühlt sich nicht mehr belastbar. Schon die Erledigung von alltäglichen Dingen erscheint wie eine unüberwindbare Hürde, und abends überkommt einen ein schlechtes Gefühl, weil so vieles liegengeblieben ist. Ein aufregendes Leben sieht wahrlich anders aus und erscheint in diesen Momenten als unerreichbar. Es ist somit auch nicht verwunderlich, dass eine stark ausgeprägte Müdigkeit bei vielen Patienten zu einer enormen körperlichen und psychischen Belastung führt. Denn die Müdigkeit ist nicht einfach nur lästig, sondern sie zwingt dazu, ein unfreiwilliges Leben auf Sparflamme zu führen. Dies beschränkt sich nicht allein auf den privaten

Anteil, sondern betrifft in großem Maße auch den beruflichen Alltag, sofern dieser noch vorhanden ist, aber auch auf die sozialen Kontakte. Dieser Zustand kann derart ausgeprägte Ausmaße annehmen, dass letztendlich die starke Müdigkeit dazu veranlasst, die Berufstätigkeit einzuschränken oder sogar ganz aufzugeben. Wer auf der Basis der chronischen Müdigkeit jedoch darauf hofft, eine Anerkennung einer Erwerbsminderungsrente zu erhalten, wird in der Regel wenig Erfolg haben. Der Leidensdruck, der auf den Patienten lastet, wird hierdurch natürlich nicht gerade weniger. Da ist zudem eine blanke Existenzangst, gerade wenn man noch im Berufsleben steht und aus finanzieller Sicht auf den Arbeitsplatz angewiesen ist.

Und je mehr man bereits versucht hat, sich von der Müdigkeit zu befreien, umso größer wird im Laufe der Zeit die Angst und Panik, dass man sich womöglich niemals mehr von dieser vereinnahmenden Müdigkeit befreien kann. Und als wäre das alles noch nicht genug, folgt oft noch das Unverständnis der Mitmenschen stehenden Fußes. Denn diese können sich nicht vorstellen, was es bedeutet, durch eine extreme Müdigkeit so handlungsunfähig zu sein. Leider sind hier entwürdigende Fehleinschätzungen und unangebrachte Vorwürfe wie *„Stell dich nicht so an"*, oder *„Reiß dich jetzt mal zusammen"* keine Seltenheit.

Doch ist es tatsächlich so völlig aussichtslos, sich von der Müdigkeit zu befreien? Muss man sich seinem Schicksal fügen und sich tatenlos dieser Situation aussetzen? Es wäre natürlich allzu vermessen, wenn jemand behaupten würde, so eine Müdigkeit mit ein paar „Pillchen" beseitigen zu können. Aber völlig aussichtslos, diesen Zustand zu verbessern, ist es ganz sicherlich nicht.

Der effektivste Weg, aus der Müdigkeitsphase herauszukommen, besteht darin, eine mögliche Ursache zu identifizieren. Wenn durch diese Analyse eine oder mehrere Auslöser ausgeschaltet oder reduziert werden können, führt dies oftmals zu einer spürbaren Verbesserung. Das Problem bei der Polymyalgia besteht darin, dass die Müdigkeit durch mehrere Faktoren ausgelöst werden kann. Dies können einzelne Faktoren sein, aber auch eine Kombination aus mehreren ist möglich, sodass man mitunter gleichzeitig „an mehreren Schrauben drehen muss", um sich von der lähmenden Müdigkeit zu befreien.

Welche Auslöser zu der Müdigkeit führen, lässt sich nicht immer auf den ersten Blick erkennen, sondern manchmal ist viel Selbstbeobachtung erforderlich. Wie verbringt man den Tag, welche Tätigkeiten hat man verrichtet, hat man sich zu stark körperlich angestrengt oder hat man für eine zu geringe Sauerstoffzufuhr gesorgt, weil man sich nur im ungelüfteten Innenraum aufgehalten und seinen Bewegungsmangel gepflegt hat?

In Betracht kommt aber auch die Krankheit als solche, die den Organismus auf vielen Ebenen fordert und strapaziert. So bringt es die Polymyalgia auch zwangsläufig mit sich, dass ein stetiger Abwehrkampf des Immunsystems stattfindet, was für den Körper sehr anstrengend ist und zu Ermüdungserscheinungen führt. Schließlich kann auch eine Blutanämie zu ständiger Müdigkeit und Abgeschlagenheit führen, die sich als Folge länger existierender Entzündungsprozesse, die mit der Polymyalgia in Verbindung stehen, entwickelt. Möglich ist auch, dass die Müdigkeit als Nebenwirkung von Medikamenten auftritt. Ein Blick in die Packungsbeilage hilft hier schnell weiter. Sollte sich der Verdacht bestätigen, wird der

Arzt entscheiden, ob eventuell ein anderes Medikament in Betracht kommt. Außerdem kann die Müdigkeit auch eine Folge der nächtlichen Schlafstörungen sein. Es ist logisch, dass man tagsüber müde ist, wenn man nachts nicht zur Ruhe kommt. Dass auch Nahrungsmittelintoleranzen in Verbindung mit Müdigkeit und Erschöpfung stehen können, wird in der Praxis leider sehr oft nicht bedacht. Dabei kommt dies ziemlich häufig vor und lässt sich oftmals relativ leicht daran erkennen, wenn die Müdigkeit besonders intensiv direkt nach dem Essen auftritt.

Allerdings kann dieser Effekt auch dafür sprechen, dass eine Infektion mit dem Candida-Hefepilz besteht, eine mögliche Ursache der Müdigkeit, die auch nur sehr selten berücksichtigt wird. Auffallend ist, dass die Candida-bedingte Müdigkeit hauptsächlich nach kohlenhydrathaltigem Essen auftritt und sich wie Nebel im Kopf anfühlt. Wenn der Candida der Auslöser für die Müdigkeit und Erschöpfung ist, werden all die anderen Maßnahmen, die man ansonsten gegen die Müdigkeit ergreift, in aller Regel sehr erfolglos verlaufen und nur einen Tropfen auf den heißen Stein bedeuten.

Erst wenn der Candida erfolgreich beseitigt wird, nimmt das Energieniveau bei diesen Patienten wieder zu. Was es sonst noch mit dem Candida auf sich hat, lesen Sie in dem Kapitel „Candida – ein häufig unterschätzter Begleiter der Polymyalgia". Auch eine unzureichende Atmung kann zu starker Müdigkeit beitragen. Atmen gehört zu den Körperfunktionen, die völlig unbewusst vonstattengehen und über die wir uns äußerst wenig Gedanken machen. Die heutigen Lebensgewohnheiten mit überwiegend sitzenden Tätigkeiten und Bewegungsmangel führen allerdings dazu, dass die meisten Menschen nur sehr oberflächlich und träge atmen und hierdurch die Lungen nicht ausreichend gefordert werden. Wer täglich stundenlang am Schreibtisch sitzt, nutzt maximal ein Zehntel seiner eigentlich verfügbaren Lungenkapazität. Bewussteres Atmen mit tiefen Atemzügen kann man lernen. Eine sehr beliebte und einfach durchzuführende Übung bietet sich täglich beim Zeitunglesen an. Hierzu liest man einen Artikel laut aus der Zeitung vor und versucht dabei, so viel Text wie möglich mit einem einzigen Atemzug zu lesen. Je öfter man diese Übung macht, umso mehr Text wird man im Laufe der Zeit mit einem Atemzug schaffen.

Weitere Maßnahmen zu Bekämpfung der Müdigkeit:

- ausreichend Schlaf (7 bis 8 Stunden)
- nicht zu viel Schlaf
- ggf. ein Mittagsschlaf von 20 bis 40 Minuten
- leichte Gymnastik im Bett am Morgen
- Aktivität und frische Luft nach dem Aufstehen
- kaltes Wasser, beispielsweise Güsse nach Pfarrer Kneipp täglich dreimal
- geregelte Tagesrhythmik
- mehrere kurze Ruhepausen über den Tag verteilt
- bei Computerarbeit stündlich fünf Minuten Unterbrechung und Entspannung
- leichte Bewegung an der frischen Luft
- ausgewogen essen (nicht zu viel und nicht zu wenig)
- ausreichend trinken
- Beruhigungsmittel und Alkohol meiden
- den Konsum von relativ harmlosen chemischen Muntermachern wie Kaffee, Tee, Schokolade einschränken
- falls möglich, im Alltag Umgebungstemperaturen über 20 bis 22 °C meiden.

Schlafstörungen –
eine lästige Begleiterscheinung
bei Polymyalgia

Als würde einem nicht schon genug abverlangt, was man tagsüber aufgrund der Polymyalgia für Beeinträchtigungen ertragen muss, lässt einen die Krankheit selbst nachts nicht in Ruhe. Ein erholsamer Schlaf gehört bei vielen Polymyalgia-Patienten jedenfalls zu den großen Wünschen, die unerfüllbar erscheinen. Denn hat man endlich geschafft einzuschlafen, wird man kurze Zeit später schon durch Schmerzen wieder wachgerüttelt. Man wollte sich eigentlich nur mal auf die Seite legen, ganz unbewusst im Schlaf, so wie man es zuvor im gesunden Leben tausende Male völlig selbstverständlich gemacht hat... ...und plötzlich geht das nicht mehr.

Die Schmerzen geben selbst nachts keine Ruhe, sondern sind bei vielen Patienten dann sogar erst recht aktiv. Nichts scheint zu helfen, denn trotz starker Schmerzmedikamente und Schlafmittel ist an eine ungestörte Nachtruhe gar nicht zu denken. Immer wieder wird man ungnädigerweise von den Schmerzen aufgeweckt, und nur mit großer Mühe gelingt es, wieder einzuschlafen.

Der nächste Morgen sieht nicht erquickender aus, denn die schlaflose Nacht hat Spuren hinterlassen. Man fühlt sich wie erschlagen, kann aufgrund der Polymyalgia sowieso schon kaum aufstehen, aber der fehlende Schlaf scheint dem Ganzen noch den Rest zu geben. Der Wunsch, auch tagsüber im Bett bleiben zu dürfen, ist verständlicherweise in diesen Momenten riesengroß. Schafft man es dann trotzdem, sich aufzuraffen, wird man tagsüber ständig an die schlechte Nacht erinnert. Man ist müde, kaputt, und dieser Zustand weicht den ganzen Tag lang nicht mehr von der Seite. Eine schlaflose Nacht ermöglicht das Gefühl, schlagartig 30 Jahre älter zu sein. Das ist nicht verwunderlich, denn es fehlt ja nicht nur an der Schlafdauer, sondern auch an Schlafqualität, denn die Schlafstörungen betreffen besonders die Tiefschlafphase, die für einen erholsamen Schlaf unverzichtbar ist. Man weiß heute, dass der Schlaf für die Gesunderhaltung des Körpers eine wesentliche Rolle spielt, und es sich beim Schlaf alles andere als um einen einfachen Zustand einer Aktivitätsminderung handelt.

So kann zu wenig Schlaf unter anderem das Auftreten von Entzündungen begünstigen, ein ohnehin großes Thema bei der Polymyalgia. Auch für das Immunsystem ist erholsamer Schlaf von grundlegender Bedeutung, denn während der Schlafphase kommt es zu einer vermehrten Ausschüttung von immunaktiven Substanzen sowie den natürlichen Killerzellen, die für eine optimal funktionierende Immunabwehr unverzichtbar sind. Fehlt es an gutem Schlaf, führt dies unweigerlich zu einem geschwächten Immunsystem, was sich negativ auf Genesungsprozesse bei vielen Erkrankungen auswirkt, aber den Körper auch anfälliger für viele eindringende Erreger macht.

Darüber hinaus ist Schlaf auch für viele andere Abläufe im menschlichen Organismus bedeutsam. Dies wird darauf zurückgeführt, dass während der Schlafphase viele körperliche Regulationen in ihrer Aktivität reduziert werden wie etwa die Atmung, Muskelaktivität und der Herzschlag. Hingegen fahren andere Programme in der Schlafphase auf Hochtouren. Besonders die Leber und das Hormonsystem entfalten während des Schlafens ihre Aktivitäten auf Hochleistung. Je länger die Schlafstörungen andauern, umso mehr besteht die Gefahr von langfristigen Schäden. Somit sollte man sich bei der Polymyalgia nicht nur auf die Behandlung von Schmerzen und Steifigkeit konzentrieren, sondern auch eine Verbesserung der Schlafqualität trägt zu mehr Gesundheit bei. Schlafmittel sind hier allerdings ganz sicher nicht die Lösung, die man favorisieren sollte. Wenn es dennoch nicht ohne eine medikamentöse Unterstützung geht, sollte dies als eine Übergangszeit angesehen werden und nicht als ein Dauerzustand.

Was also ist zu tun, um sich von den Schlafstörungen zu befreien? Egal, welche körperlichen Symptome sich zeigen – für ihre Beseitigung ist es immer am erfolgversprechendsten, wenn man die Ursache herausfindet. Das gilt auch für Schlafstörungen, denn wenn man weiß, warum sie auftreten, kann man ihnen am wirkungsvollsten entgegentreten.

Da eine Polymyalgia in der Regel medikamentös behandelt wird, ist zunächst ein Blick in den Beipackzettel der Medikamente sinnvoll. Möglich ist ja, dass darin Schlafstörungen als Nebenwirkungen aufgeführt sind. Falls dies der Fall ist, könnte eine Dosisreduzierung oder ein Medikamentenwechsel eine Idee sein, allerdings darf dies nicht in Eigenregie erfolgen, sondern nur nach Rücksprache mit dem behandelnden Arzt.

Auch andere Ursachen sollten gemeinsam mit dem Arzt gesucht werden. Da sind einerseits natürlich die polymyalgiabedingten Schmerzzustände, die zu einem stetigen nächtlichen Aufwachen führen können. Aber auch die möglicherweise mit der Erkrankung einhergehenden Depressionen können Grund für Schlafstörungen sein. Nicht zuletzt sind es auch unerkannte Nahrungsmittelintoleranzen, die die Nachtruhe stören können. So können etwa nächtliche Schweißausbrüche auftreten, die das Durchschlafen unmöglich machen, aber auch Bauchschmerzen können zum Aufwachen führen. Lesen Sie hierzu das ausführliche Kapitel „Was haben Nahrungsmittelintoleranzen mit Polymyalgia zu tun?" Wenn die Schmerzen immer wieder der auslösende Faktor für das nächtliche Aufwachmanöver sind, sollte die Schmerzmedikation überdacht werden. Ist eine andere Dosierung sinnvoll oder ein anderes Medikament?

Vielleicht liegt es auch an der Einnahmezeit? Hier gibt es mehrere Ansatzmöglichkeiten, die Schmerzen mehr unter Kontrolle zu bekommen und für eine nächtliche Ruhe zu sorgen. Ein auf den ersten Blick banal wirkender Auslöser für nächtliches Aufwachen ist auch das Trinkverhalten. Auch gesunde Menschen ruinieren sich leicht ihre Nachtruhe, wenn sie abends zu viel oder etwas „Falsches" trinken. Hier muss individuell herausgefunden werden, welche abendlichen Getränke für einen nächtlichen Harndrang sorgen. Auch die Uhrzeit sollte man überdenken. Für manche Menschen ist es sinnvoll, nach 21.00 Uhr nur noch möglichst wenig Flüssigkeit zu sich zu nehmen, um den nächtlichen Harndrang nicht unnötig herauszufordern.

Um Schlafstörungen in den Griff zu bekommen, erscheint es auf den ersten Blick immer recht verlockend, sich mithilfe von Schlaftabletten ins Reich der Träume zu befördern. Bevor man diesen Schritt geht, sollte man sich jedoch die Gefahr bewusst machen, die mit einer regelmäßigen Einnahme von Schlafmitteln einhergeht. Dass Schlafmedikamente schnell in eine Abhängigkeit führen und damit der Weg in eine ernsthafte Sucht nicht mehr weit ist, sollte man sich sehr deutlich vor Augen führen. Schon für viele Menschen ist der eigentliche Segen derartiger Präparate irgendwann zu einem

Boomerang geworden, indem womöglich die Schlafstörungen beseitigt werden konnten, dafür aber neue Probleme ausgelöst wurden. Demzufolge ist man immer gut beraten, zunächst nach unverfänglicheren Alternativen Ausschau zu halten, denn die Naturheilkunde verfügt in diesem Bereich über eine gute Auswahl. Aber auch hierbei sollte man sich im Klaren darüber sein, dass das Ausschalten der Ursache immer Vorrang hat. Außerdem sollte man bedenken, dass auch Präparate natürlichen Ursprungs keine Wundermittel sind und ihre Wirkung meistens erst nach einer gewissen Zeit entfalten.

Zu den beliebtesten natürlichen Substanzen, die schlaffördernd wirken, zählen neben Baldrian, Johanniskraus und Kamille auch Zitronenmelisse, Lavendel und Passionsblume. Hier sollte man wissen, dass diese Kräuter grundsätzlich unbedenklich sind, allerdings bei einigen Menschen zu allergischen Reaktionen führen können und auch die Wirkung anderer Medikamente beeinflussen können.

Wer mit pflanzlichen Substanzen nicht die erhofften Erfolge erzielen kann, wird womöglich in der orthomolekularen Medizin fündig. Hier gibt es einige sehr effektive Präparate, die erfolgreich bei Schlafstörungen eingesetzt werden wie etwa Melatonin, Ornithin, Tryptophan und 5-HTP. Obwohl sich die genannten Methoden zur Linderung der Schlafstörungen bei den meisten Patienten als sehr wirksam erweisen, kann der erhoffte Erfolg dennoch hin und wieder ausbleiben. In diesen Fällen kann es einen Versuch wert sein, für eine gewisse Zeit *Amitriptylin* einzusetzen. Eigentlich wird dieses verschreibungspflichtige Medikament zur Behandlung von Depressionen eingesetzt. Es ist allerdings inzwischen auch ein probates Mittel bei Schlafstörungen, weil es nicht nur antidepressiv wirkt, sondern auch schmerzlindernd und schlafverbessernd. Außerdem ist Amitriptylin in der Lage, die Serotonin-Konzentration im Gehirn zu erhöhen. Somit deckt Amitriptylin gleichzeitig mehrere Aspekte ab, die die Polymyalgia mit sich bringt, sodass allein mit einem Medikament mehrere Symptome gelindert werden können.

Amitriptylin gehört zu den wenigen Schlafmitteln, bei denen nicht die Gefahr einer Abhängigkeit existieren soll. So kann es auch relativ leicht wieder abgesetzt werden, zwar nicht von jetzt auf gleich, aber durch eine ausschleichende Dosisreduzierung. Zu beachten ist, dass Amitriptylin nicht geeignet ist bei einer Histaminintoleranz, weil es sich auf den Histaminhaushalt ungünstig auswirkt und entsprechende Symptome auslösen kann.

Eine Alternative zum Amitriptylin besteht in der Verabreichung von *Trimipramin*. Dieses kommt dann in Betracht, wenn der schlaffördernde Effekt noch mehr unterstützt werden soll. Beide Medikamente haben als mögliche Nebenwirkung gemein, dass sie einen trockenen Mund oder stetiges Durstgefühl auslösen können. Auch eine unerwünschte Gewichtszunahme ist bei einigen Patienten eine mögliche Folge. Egal, welche Maßnahme letztendlich in Betracht kommt – das Vorhaben, aktiv gegen die Schlafstörungen anzutreten, sollte unbedingt mit dem behandelnden Arzt abgesprochen werden.

Das Leben mit der Polymyalgia

Polymyalgia-Patienten, die ein sehr ausgeprägtes Krankheitsbild aufweisen und bei denen sich die Schmerzen und die Bewegungseinschränkungen nicht so erfolgreich wie gewünscht verbessern, erfahren einen Leidensweg, der das bisherige Leben auf vielfältige Weise verändert. Je länger und schwerwiegender die Erkrankung verläuft, umso mehr wird sie nicht nur zu einer körperlichen, sondern auch zu einer psychischen Belastung. Denn da sind auf der einen Seite die quälenden Schmerzen, die womöglich trotz Medikation nicht unter Kontrolle zu bekommen sind und eine extreme Belastung bedeuten.

Und da sind auf der anderen Seite die eingeschränkte Beweglichkeit, hartnäckige Müdigkeit und Nebenwirkungen der Medikamente. Mit all diesen unangenehmen Begleiterscheinungen der Polymyalgia heißt es, umgehen zu lernen, sie zu akzeptieren. Akzeptanz ist aber auch erforderlich, wenn es darum geht, seinem bisherigen gesunden Leben nicht zu sehr nachzutrauern. Das kann an manchen Tagen sehr schwer fallen und bittere Tränen auslösen. Da kommen Erinnerungen hoch aus den gesunden Zeiten, in denen man ein völlig anderes Leben führen konnte. Heute ist alles anders. Das Laufen ist an manchen Tagen völlig unmöglich oder geht nur mit größter Anstrengung. Denn nicht immer wirken die Medikamente so wie man es sich wünscht. Schmerzen scheinen an solchen Tagen alles zu überlagern. Morgens denkt man, das wird schon. Die Schmerzen lösen sich wohl bis mittags auf, dann kann man doch noch Einkaufen gehen oder zur Verabredung mit der Freundin. Doch nachmittags ist immer noch nichts besser geworden, die Verabredung fällt aus, und das Einkaufen wird auf morgen verschoben.

Am nächsten Tag geht es zwar auch nicht wesentlich besser, aber nun ist langsam Ebbe im Kühlschrank. Also reißt man sich zusammen, quält sich unter Schmerzen und Erschöpfung zumindest bis zum Bäcker um die Ecke und denkt auf dem Rückweg, warum man sich diesen Weg überhaupt angetan hat. Denn das Treppensteigen fühlt sich an, als wolle man die Zugspitze erklimmen. Jede einzelne Stufe scheint zu einer unüberwindbaren Hürde zu werden. Nur mithilfe des Geländers, an dem man sich Stufe für Stufe hochziehen kann, gelingt es schließlich, trotz der Schmerzen doch noch die Wohnungstür zu erreichen.

Je nach Tagesform kann man nicht mal die Arme für die einfachsten Tätigkeiten hochheben, sei es zum Haare kämmen, ob man eine Tasse aus dem Schrank nehmen möchte oder sich einfach mal am Hinterkopf kratzen will. Schon bei den einfachsten Dingen wird man immer wieder an seine Krankheit erinnert. Und es gibt Tage, da scheinen auch die Schmerzmittel nicht zu helfen. Die Muskeln, die Sehnen, die Schultern, die Knie, es tut einfach alles weh.

Für Polymyalgia-Betroffene sind insbesondere die Morgenstunden eine große Herausforderung. Man fühlt sich ungelenk und steif, kommt kaum aus dem Bett. Die Morgentoilette ist ohne Hilfe für viele Polymyalgia-Patienten kaum zu erledigen, noch schwieriger gestaltet sich häufig sogar noch das Ankleiden. Die Arme schmerzen, können nicht über dem Kopf aufgerichtet werden, sodass das An- und Ausziehen von Oberbekleidung unmöglich wird oder Höllenqualen mit sich bringt. Das eine ist so nervig wie das andere. Also ist man dankbar, wenn ein Mitmensch in der Nähe ist, der seine Hilfe anbietet. Gerade in der Anfangszeit, wenn diese Hilfsbedürftigkeit noch neu und ungewohnt ist, wenn man spürt, dass man seine Eigenständigkeit zumindest ein Stück weit aufgeben muss, dann kommt schon morgens die schlechte Laune auf. Diese bessert sich, wenn sich im Laufe des Vormittags die Beschwerden zurückbilden, wenn auch nicht ganz, aber doch in so einem Umfang, dass die Schmerzen erträglich werden und sich die Beweglichkeit etwas zurückmeldet.

Je länger die Erkrankung andauert, umso mehr lernt man, mit ihr und ihren Einschränkungen umzugehen. Man arrangiert sich jeden Tag aufs Neue. Doch nicht nur der Körper selbst wird zur täglichen Herausforderung, sondern auch das menschliche Miteinander zeigt sich durch die Erkrankung in einem anderen Licht. Hierzu muss man wissen, dass nicht alle Mitmenschen gleichermaßen mit Krankheiten und körperlichen Gebrechen umgehen können. Somit kommt es zu völlig neuen Situationen, denn der eine oder andere Mitmensch fühlt sich plötzlich unsicher. Wie soll er damit umgehen, wenn jemand nun einen Rollator benötigt? Welche Gespräche führt man mit einem kranken Menschen? Schweigen in solchen Momenten ist oftmals einfach ein Zeichen von Unsicherheit des Gegenübers.

Um auf mehr Verständnis zu stoßen, ist es oft sehr hilfreich, sich unter Gleichgesinnte zu begeben. Dies kann in einer Selbsthilfegruppe sein, aber auch Kontakte, die man in einschlägigen Internetforen knüpfen kann, sind sehr wertvoll. Hier stößt man nicht nur auf ein großes Verständnis für all die Sorgen und Nöte, sondern man kann sich auch sehr intensiv austauschen hinsichtlich Erfahrungen mit den jeweiligen Behandlungsmethoden und Therapeuten.

Komplikationen

Je nach Ausprägung der Erkrankung kann die Polymyalgia zu einer starken Beeinträchtigung im Alltag führen. Aufgrund der Schmerzen und Steifigkeit der Gelenke wird es für viele Betroffene schwierig, sich ohne Hilfe selbst anzukleiden, aufzustehen, die Morgentoilette durchzuführen und viele weitere Dinge des alltäglichen Lebens zu erledigen. Diese Einschränkungen führen nicht nur zu starken Beeinträchtigungen im privaten Leben, sondern betreffen auch die sozialen Beziehungen, den beruflichen Alltag und die Freizeitaktivitäten.

Hinzu kommen häufig noch Komplikationen und Folgeerscheinungen, die auf die medikamentöse Behandlung mit Cortison zurückzuführen sind. Neben der Gewichtszunahme, den Augenproblemen, dem Bluthochdruck und einem erhöhten Blutzuckerspiegel ist es insbesondere die Osteoporose, die im Zusammenhang mit der Polymyalgia gefürchtet wird. Darüber hinaus besteht auch die Gefahr von Magenblutungen und Nierenschäden, die im Zusammenhang mit nichtsteroidalen Antirheumatika auftreten können.

Fast noch bedrohlicher erscheinen allerdings die Komplikationen, die auftreten können, wenn das Cortison plötzlich abgesetzt wird. Hierzu neigt der ein oder andere Patient, sobald es ihm besser geht, ohne sich über die hierdurch auftretenden Gefahren bewusst zu sein wie akute Gefäßverschlüsse und Schlaganfälle. Nicht minder gefährlich ist es, wenn zusätzlich zur Polymyalgia eine Riesenzellarteriitis auftritt. Warum diese bei bis zu 15 % der an Polymyalgia erkrankten Personen entsteht und fast die Hälfte der von Riesenzellarteriitis betroffenen Menschen Polymyalgia haben, ist bis heute nicht geklärt. Eine Riesenzellarteriitis führt dazu, dass sich die Arterien, die sauerstoffreiches Blut vom Herzen aus in alle Bereiche des Körpers leiten, entzünden und anschwellen. Grundsätzlich kann sich die Riesenzellarteriitis auf alle Blutgefäße im Oberkörper, den Armen und am Hals ausbreiten, dennoch betrifft sie zumeist die Arterien der Schläfen und die Gefäße, die die Augen versorgen. Wird die Riesenzellarteriitis nicht rechtzeitig behandelt, kann es nicht nur zu einem Verlust der Sehkraft oder einem Schlaganfall kommen, sondern auch zu einer Ausbuchtung einer großen Arterie, was als *Aortenaneurysma* bezeichnet wird und lebensbedrohlich sein kann. Sind die Herzarterien betroffen, kann dies zu einem Herzinfarkt führen.

Prognose

Wenn es um die Prognose geht, so gehört die Polymyalgia im Vergleich zu anderen rheumatischen Erkrankungen zu den günstig verlaufenden Erscheinungsformen. Es liest sich tatsächlich sehr beruhigend, dass einige Therapeuten davon ausgehen, dass die Krankheit sich innerhalb von 1 bis 2 Jahren vollständig zurückbilden würde, bei einigen Patienten sei dies sogar ohne eine Therapie möglich. Und eine Cortisonmedikation würde immer schon innerhalb weniger Tage die Beschwerden auf ein erträgliches Minimum zurückdrängen.

Diese Fälle gibt es sicher, aber dies erscheint bei genauerer Betrachtung nicht unbedingt als repräsentativ für alle Polymyalgia-Patienten. Denn befasst man sich eingehender mit der Polymyalgia und tauscht sich mit anderen Betroffenen aus, so ergibt sich auf den zweiten Blick doch ein eher ernüchterndes Bild. So zeigt sich in der Praxis, dass es zwar durchaus möglich ist, wieder vollständig gesund zu werden, aber es passiert eher selten in der zumeist vorausgesagten Behandlungszeit von 1 bis 2 Jahren. Realistischer für die meisten Patienten erscheint hingegen eine Therapiedauer von 4 Jahren und mehr. Sogar chronische Verläufe sind möglich.

Die beste Prognose ergibt sich, wenn die Cortisontherapie möglichst frühzeitig einsetzt. Je frühzeitiger, umso besser verläuft meistens die Erkrankung. Je später, umso schwerwiegender kann sich der Krankheitsverlauf zeigen. Eine zu spät einsetzende oder fehlende Behandlung kann dazu führen, dass Komplikationen wie etwa eine Erblindung oder ein Schlaganfall auftreten, wenn die Gefäße mitbeteiligt sind und eine Vaskulitis in das Krankheitsgeschehen einfließt. In diesem Zusammenhang betrachtet, kann das Cortison ein wahrer Segen sein. Aber auch, um den Verlauf der Polymyalgia günstig zu beeinflussen, bietet eine rechtzeitige Cortisonverabreichung nach derzeitigem wissenschaftlichen Kenntnisstand die beste Option.

Doch darf auch die Kehrseite dieser Medaille nicht außen vorgelassen werden. Beschränkt sich die Therapie ausschließlich auf Cortison, so besteht ein großes Risiko, dass sich zwar nach einigen Jahren die Polymyalgia zurückgebildet hat, aber dass stattdessen Folgeerkrankungen resultierend aus der Cortisonverabreichung entstehen wie insbesondere Osteoporose und Diabetes. Somit ist es nicht die Polymyalgia selbst, die zu einem körperlichen Verfall oder erhöhten Sterblichkeit führt, sondern vielmehr die Nebenwirkungen der Polymalgia-Medikation. Aufgrund dieser unerfreulichen Perspektiven, die im Zusammenhang mit Cortison stehen, ist es verständlich, dass Therapeuten und meistens noch mehr die Patienten selbst, das Cortison so schnell wie möglich wieder absetzen oder die Dosierung spürbar reduzieren möchten.

Doch besteht hierbei die Gefahr, dass bei einer zu frühzeitigen Beendigung der Medikation ein Rückfall auftritt. Dies betrifft besonders die ersten zwei Jahre und zwar zumeist dann, wenn die Cortisonmenge täglich auf unter 7,5 mg festgelegt wird. Aber auch bei einer höheren Dosierung und langfristigen Einnahme des Cortisons ist nicht immer gewährleistet, dass sich die Symptome zur völligen Zufriedenheit zurückbilden, sondern sich diese lediglich zurückdrängen lassen.

Somit ist Cortison nicht für alle Patienten gleichermaßen das Allheilmittel schlechthin und wirkt nicht bei allen so durchgreifend, dass hiermit die Schmerzen vollständig abgestellt werden können. Die Schmerzen stehen bei diesen Betroffenen nach wie vor im Zentrum des Geschehens und bestimmen den Alltag und das Berufsleben, sofern es überhaupt noch eines gibt. Polymyalgia kann auch in Verbindung mit einer Krebserkrankung auftreten. Bei diesen Patienten ist die Prognose in erster Linie vom Krankheitsverlauf des Tumors abhängig. Bildet sich dieser zurück, dann reduzieren sich auch die Polymyalgia-Symptome.

Tipps für eine schnellere Heilung

Bei einer so schwerwiegenden Krankheit wie der Polymyalgia stellt sich unweigerlich auch immer die berechtigte Frage, was man als Betroffener selbst dazu beitragen kann, den Gesundungsprozess zu unterstützen. Je besser man über seine Krankheit informiert ist, umso mehr Ansatzpunkte zeigen sich auf, mit denen sich die Erkrankung günstig beeinflussen lässt. Allein schon das Gefühl, aktiv an dem Heilungsprozess beteiligt sein zu können und durch eigenes Handeln sich der Erkrankung nicht einfach ausgeliefert zu fühlen, kann einen wertvollen Beitrag zu einem besseren Wohlbefinden leisten. Man vermeidet auf diese Weise sehr effektiv dieses unangenehme Gefühl, das weitere Leben könne nur noch fremdbestimmt vonstattengehen, weil es von vorne bis hinten nur noch von der Krankheit regiert wird. Diesem Gefühl sollte man möglichst erst gar keine Chance geben aufzukommen, sondern schon bei dem leisesten Verdacht, dass es aufflackern könnte, sollte es im Keim erstickt werden.

Das können Sie selbst tun:

1. Halten Sie sich an die Medikamentenverordnung Ihres behandelnden Arztes. Verändern Sie die Dosierung und Einnahmezeit nicht eigenmächtig. Eine regelmäßige Medikamenteneinnahme verbessert den Krankheitsverlauf maßgeblich.

2. Nehmen Sie regelmäßig Arzttermine wahr, damit der Krankheitsverlauf dokumentiert werden kann. Auch wenn die Medikamente nicht die erhoffte Linderung erreichen oder zusätzliche Symptome auftreten beziehungsweise sich die bestehenden verändern, sollte ein Arzt aufgesucht werden.

3. Sollte Ihr behandelnder Arzt Ihnen nicht das Gefühl vermitteln, dass Sie in seiner Praxis gut aufgehoben sind, zögern Sie nicht, einen anderen Arzt aufzusuchen. Nehmen Sie hierfür auch einen etwas weiteren Anfahrtsweg in Kauf und geben Sie sich mir Ihrer Arztwahl erst dann zufrieden, wenn für Sie eine gewisse Vertrauensbasis gegeben ist und Sie sich ernst genommen fühlen.

4. Nehmen Sie regelmäßige Untersuchungstermine wahr, denn wiederkehrende laborchemische und klinische Kontrolluntersuchungen sind für die Dokumentation des Krankheitsverlaufs unverzichtbar. Nur so sind therapeutisch notwendige Anpassungen mit Medikamenten und Physiotherapie möglich.

5. Sorgen Sie für regelmäßige Bewegung. Nutzen Sie insbesondere die vom Physiotherapeuten vorgeschlagenen Übungen, die Sie Zuhause selbst anwenden können.

6. Tragen Sie aktiv durch Ihre gesundheitsfördernde Ernährung zu Ihrer Genesung bei. Diese sollte ausgewogen und vitalstoffreich sein, bestehend aus Obst, Gemüse, Vollkornprodukten und nur geringen Mengen an fettreduziertem Fleisch und Milchprodukten. Empfehlenswert ist außerdem ein Verzicht auf Zigaretten, ungesunde Lebensmittel wie Zucker, Alkohol und eine Reduzierung von Salz. Hilfreiche Rezepte finden Sie auch in meinem Buch „Die richtige Ernährung bei Polymyalgia Rheumatica - Leckere Rezepte für jeden Anlaß", erhältlich auf www.ersaverlag.de

7. Sorgen Sie für eine intensive Versorgung mit Vitamin D und Calcium, um das Osteoporose-Risiko als Folge der Cortisonmedikation zu reduzieren. Neben der Einnahme von entsprechenden Nahrungsergänzungsmitteln trägt auch ein regelmäßiger Aufenthalt im Freien zu einer guten Vitamin D-Versorgung bei. Hier sollte das Sonnenlicht ohne Lichtschutzfaktor aufgenommen werden. Achten Sie bei Vitaminen und Nahrungsergänzungsmitteln stets auf Apotheker-Qualität.

8. Um das Sturzrisiko zu reduzieren, bringen Sie Haltegriffe an besonders gefährdeten Stellen an wie etwa im Badezimmer und am Hauseingang. Tragen Sie flache Schuhe, und fragen Sie Ihren Arzt, ob ein Gehstock, Nordic Walking Stock oder eine andere Gehhilfe in Ihrem Fall sinnvoll ist.

9. Erleichtern Sie sich Ihren Alltag, indem Sie sich einige Hilfsmittel zunutze machen oder Ihre Mitmenschen um Unterstützung bitten. Das Tragen von schweren Gegenständen überlassen Sie Ihren stärkeren Familienangehörigen oder Freunden. Machen Sie Schluss mit schweren Einkaufstüten, verwenden Sie stattdessen einen Trolly. Nutzen Sie weitere Hilfsmittel wie Rollbretter und Einkaufswagen oder beauftragen Sie einen Bringdienst.

10. Bei einigen Patienten sind auch trotz einer hochdosierten Cortisonmedikation die Schmerzen nicht unter Kontrolle zu bekommen. Hier kann es sinnvoll sein, weitere Hilfsmittel zu nutzen. Hierfür eignet sich beispielsweise, Aktivitäten zu ergreifen, für die eine sehr starke geistige Konzentration auf ein ganz anderes Thema erforderlich machen wie etwa Computerspiele, Malen, Stricken, Kreuzworträtsel oder Gesellschaftsspiele.

11. Nur man selbst erlebt seinen Körper täglich 24 Stunden lang mit all seinen Tücken, gesundheitlichen Einschränkungen und all seinen Veränderungen, seien es positive oder negative. Somit kennt man selbst seinen Körper mit seinen Reaktionen am allerbesten und nicht unbedingt der Arzt, der ihn ja stets nur als kurze Momentaufnahmen erlebt. Umso wichtiger ist es, seine Selbstbeobachtungen an den Arzt weiterzuleiten, denn er kann hieraus wertvolle Rückschlüsse auf den Genesungsprozess ziehen und besser geeignete und individuell passende Therapiemaßnahmen festlegen. Welche Bewegungsabläufe lindern die Schmerzen, welche Reaktionen zeigen sich nach der Medikamenteneinnahme oder der Physiotherapie?

12. Bedenken Sie, dass einige Medikamente zu einem eingeschränkten Reaktionsvermögen führen. Besonders häufig betrifft dies Schmerzmittel, sodass man hier gegebenenfalls auf die aktive Teilnahme am Straßenverkehr und das Bedienen von Maschinen verzichten sollte.

13. Eine berufliche Tätigkeit ist aus vielerlei Gründen wichtig wie etwa, eine finanzielle Absicherung aufrechtzuerhalten, aber sie hilft auch dabei, eine tägliche Struktur, soziale Kontakte und Selbstvertrauen beizubehalten. Wenn die Erkrankung so stark ausgeprägt ist, dass die Ausübung der bisherigen Berufstätigkeit nicht mehr möglich ist, suchen Sie aktiv nach Alternativen. Mithilfe der heutigen technischen Gegebenheiten wie insbesondere dem Internet ist es in vielen Branchen möglich, von einem Home-Office aus zu arbeiten, sei es im Angestelltenverhältnis oder als Freiberufler.

14. Wer die Erkrankung zunehmend auch als eine psychische Belastung empfindet und dem die Beeinträchtigungen, die die Polymyalgia mit sich bringt, schwer auf der Seele liegen, kann einen einfachen und sehr effektiven Weg wählen, seinem Herzen Luft zu verschaffen. Indem man regelmäßig aufschreibt, was einen belastet, welche Sorgen gerade im Vordergrund stehen, verschafft man sich eine große Distanz. Die Sorgen erscheinen anschließend nicht nur kleiner, sondern auch der Umgang mit ihnen wird einfacher. Dieses therapeutische Schreiben wird häufig auch bei Psychotherapien erfolgreich eingesetzt.

15. Wenn die Schmerzen trotz der Medikamente nicht ausreichend unter Kontrolle gebracht werden können, kann die Therapie durch Entspannungsverfahren ergänzt werden. Indem sich Entspannung und die damit einhergehende Stressreduzierung schmerzlindernd auswirken, ist dies eine wertvolle Möglichkeit, die Lebensqualität zu verbessern. Besonders geeignet sind Yoga, Qi Gong, Progressive Muskelentspannung und Autogenes Training.

16. Rauchen ist per sé ein großes Hindernis, wenn es um einen positiven Heilungsverlauf bei Krankheiten geht. Für Polymyalgia gilt dies ganz besonders, weil sich hier das Rauchen aufgrund der entzündlich bedingten Durchblutungsstörungen sehr negativ auswirkt. Durch Rauchen kommt es unweigerlich zu einer Verengung der Blutgefäße, was dazu führt, dass die erkrankten Körperregionen nicht mehr ausreichend mit Sauerstoff versorgt werden. Infolgedessen wird die Regeneration stark beeinträchtigt.

Hilfsmittel für den Alltag

Die Polymyalgia ist gekennzeichnet durch Schmerzen, Steifheit und Muskelschwäche, was sich besonders in den Morgenstunden ausgeprägt zeigt. Dies macht es für viele Betroffene zunehmend schwer, den Alltag allein zu bewältigen, und je mehr die Mobilität und Beweglichkeit eingeschränkt ist, umso größer werden die Herausforderungen im Alltag. Viele Kleinigkeiten, die für gesunde Menschen selbstverständlich sind, können nur noch mit großem Aufwand oder auch gar nicht mehr bewältigt werden, das fängt bei der morgendlichen Toilette an, geht über das Ankleiden bis hin zur Frühstückszubereitung. Je stärker die Erkrankung ausgeprägt ist, umso mehr wird Hilfe von Angehörigen oder gar durch einen

Pflegedienst erforderlich. Um möglichst wenig auf die Unterstützung der Mitmenschen angewiesen zu sein, weil es einem selbst lästig ist, stets um dieses oder jenes bitten zu müssen, bemüht man sich häufig, die Dinge doch irgendwie noch selbst bewerkstelligen zu können.

Man fordert dabei seine Kreativität heraus und eignet sich im Laufe der Zeit immer mehr Tricks an, um mit den vielen alltäglichen Herausforderungen besser zurecht zu kommen. Mal gelingt es überraschend gut, manchmal jedoch weniger und einige Male geht es sogar völlig daneben. Nicht immer gehen die Fehlgriffe glimpflich aus, sondern können zu unnötigen Verletzungen durch Stürze oder dergleichen führen.

Damit es erst gar nicht so weit kommt, gibt es heutzutage eine große Auswahl an Hilfsmitteln, die den Alltag wesentlich erleichtern können und im Sanitätshaus erhältlich sind. Je nach Hilfsmittel und Bedürftigkeit werden diese vom Arzt bzw. Physiotherapeuten verordnet, sodass die Krankenkassen in bestimmten Fällen die Kosten übernehmen können.

Per Definition sollen Hilfsmittel Menschen mit bereits bestehenden gesundheitlichen Beeinträchtigungen bei der Bewältigung ihres Alltags unterstützen. Darüber hinaus gibt es einige, die zur Ruhigstellung und Reduzierung von Bewegungsschmerzen eingesetzt werden wie insbesondere Schienen.

An- und Ausziehhilfe
Eine An- und Ausziehhilfe mit Doppelhaken erleichtert das An- und Ausziehen von Kleidungsstücken.

Knopfhilfe
Mit der Knopfhilfe ist es möglich, Knöpfe an Hemden, Blusen und Jacken mit nur einer Hand zu schließen und zu öffnen.

Rückenkratzer
Eine Kratzhilfe für den Rücken ist ein praktischer Alltagshelfer für Personen mit Polmyalgie, die unter eingeschränkter Bewegungsfreiheit leiden. Der Griff des Rückenkratzers ist biegsam, sodass alle Bereiche des Rückens erreicht werden können.

Aufstehhilfe
Das Aufstehen vom Sofa oder aus einem Sessel ist für viele Betroffene schwierig. Mithilfe einer Aufstehhilfe wird das Verletzungsrisiko minimiert, zudem holt man sich ein Stück mehr Selbstständigkeit zurück, weil zum Aufstehen keine unterstützende Person erforderlich ist. Als Aufstehhilfen eignen sich bestimmte hierfür konzipierte Geräte, spezielle Stühle und Sessel verfügen über eine integrierte Aufstehhilfe.

Tubenausdrücker
Mit dem Tubenausdrücker ist es möglich, Tuben (Zahnpasta, Ketchup, Senf etc.) mit nur einer Hand auszudrücken. Hierfür wird die Tube in den Tubenausdrücker eingeklemmt und durch einen Drehmechanismus ausgedrückt.

Einhänderbrett
Dieses Brett für Personen mit nur einer funktionstüchtigen Hand hat an zwei Seiten erhöhte Ränder. Diese ermöglichen einen sicheren Halt von Brotscheiben und anderen Lebensmitteln, die man bestreichen möchte. Durch an der Rückseite angebrachte Kunststoffnoppen ist das Brett rutschfest. Manche Bretter verfügen zusätzlich zu den Rändern über einen Haltespieß. Dieser ist sehr praktisch, wenn es darum geht, etwas mit einer Hand zerteilen zu wollen wie etwa Obst oder Gemüse.

Flaschenaufschrauber
Mit dem Flaschenaufschrauber wird es wesentlich leichter, Flaschen zu öffnen.

Verschlussöffner
Mithilfe eines Verschlussöffners können Personen mit nur einer funktionstüchtigen Hand Dosen öffnen. Der Öffner wird hierzu unter einen Küchenschrank geschraubt. Der zu öffnende Behälter wird mit dem Deckel nach oben gerichtet hineingeschoben, gedreht und somit ganz einfach geöffnet.

Nagelbürste
Eine Nagelbürste, die auf der Rückseite mit zwei Saugknöpfen versehen ist, kann an einer Fliesenwand befestigt werden, sodass Personen mit nur einer einsatzfähigen Hand ihre Fingernägel reinigen können.

Igelball
Ein Igelball ist eine einfache Möglichkeit für eine stimulierende Massage der Schulter, des Rückens und Beckens. Auch die Beweglichkeit von Händen und Füßen kann mit dem Igelball gefördert werden.

Nackenauflage
Je nach Bedarf kommt eine Nackenauflage wärmend oder kühlend zum Einsatz.

Nacken-Schulter-Massagegerät
Viele Polymyalgia-Patienten erfahren durch Massagen Erleichterung ihrer Beschwerden. Mit einem Nacken-Massagegerät ist man flexibel und kann es jederzeit zuhause einsetzen. Ein Nacken-Schulter-Massagegerät kann Verspannungen lösen und bis in die tieferen Muskelschichten wirken. Je größer die Anzahl an Massageprogrammen ist, umso besser kann die Massageintensität auf die persönlichen Bedürfnisse angepasst werden.

Stationäre Rehabilitationsmaßnahmen

Eine stationäre Rehamaßnahme kommt immer dann in Betracht, wenn eine dauerhafte Beeinträchtigung im Berufsleben und/oder Alltag durch eine Erkrankung droht. Dies ist dann der Fall, wenn die Beschwerden nicht zurückgehen, sich der Krankheitsverlauf als chronisch erweist oder der Erhalt der Arbeitskraft in akute Gefahr gerät.

Bei der Behandlung der Polymyalgia ist ein Reha-Aufenthalt eine wichtige Therapiemöglichkeit, um die Beweglichkeit zu verbessern und Schmerzen zu lindern, sodass ein weithin selbstbestimmtes Leben geführt werden kann. Grundsätzlich geht es bei Rehabilitationsmaßnahmen aber auch darum, die Leistungsfähigkeit wiederherzustellen, die gesamte Lebensqualität zu verbessern sowie eine Wiedereingliederung in das Berufs- und Alltagsleben zu ermöglichen. Besonders für Personen, die noch im Berufsleben stehen, ist eine Verbesserung der Leistungsfähigkeit von allergrößter Bedeutung, um die Arbeitskraft wieder herzustellen und den Arbeitsplatz aufrecht erhalten zu können. Für nichtberufstätige Patienten ist die Sorge um den Arbeitsplatz zwar nicht vorhanden, aber auch für sie ist der Leidensdruck aufgrund der Polymyalgia häufig enorm, weil viele Alltagstätigkeiten wie Körperhygiene, Anziehen und Haushaltsarbeiten zu einer Tortur werden können.

Leistungsträger der Reha-Maßnahmen sind Krankenkassen und Rentenversicherungsträger. Während für berufstätige Patienten der Rentenversicherungsträger der richtige Ansprechpartner zur Bewilligung einer Rehamaßnahme ist, wenden sich nichtberufstätige Patienten und Rentner an ihre Krankenkasse. Von dem jeweiligen Leistungsträger hängt ab, welche Klinik möglich ist. Bei gesetzlich Versicherten kann über eine Einzelfallentscheidung gegebenenfalls eine Aufnahme in einer Klinik ohne Kassenzulassung erfolgen, sollte einem die zugewiesene Klinik nicht als adäquat erscheinen. Ein Krankenhausaufenthalt muss nicht vorausgegangen sein, um eine Rehamaßnahme in Anspruch zu nehmen.

Um den bestmöglichen Nutzen einer Rehamaßnahme zu erreichen, empfiehlt sich der Aufenthalt in einer Fachklinik mit dem Schwerpunkt Rheuma und Schmerztherapie. Eine Reha-Klinik unterscheidet sich durch zahlreiche Merkmale von einem herkömmlichen Krankenhaus. Die Unterbringung ist deutlich komfortabler und erfolgt häufig in Einzelzimmern, der Tagesablauf ist strukturiert und in der Regel mit vielen Anwendungen gefüllt. Gemessen an den persönlichen Voraussetzungen und Erfordernissen wird ein individuelles Therapiekonzept erstellt. Bei der Behandlung der Polymyalgia geht es vorrangig darum, die Schmerzen zu reduzieren und die Beweglichkeit zu verbessern. Je nach Klinik wird das Behandlungskonzept Physiotherapie, Ergotherapie und Schmerztherapie beinhalten. Die hier vermittelten praktischen Übungen sind meistens so gestaltet, dass sie auch nach dem Klinikaufenthalt bequem Zuhause fortgesetzt und in den Alltag integriert werden können.

Nicht nur der therapeutische Aspekt während eines Reha-Aufenthaltes ist von großer Bedeutung, sondern auch der Austausch mit anderen Betroffenen, denn Leidensgenossen können genau nachvollziehen, wie sich die Krankheit anfühlt, welche Einschränkungen sie mit sich bringt und welche Therapiemöglichkeiten besonders hilfreich sein können. Dieser Aspekt wird in seiner Wirkung als Therapiebestandteil allzu oft vernachlässigt, obwohl er sich sehr förderlich auf den Genesungsprozess auswirken kann. Nicht minder wichtig ist die Erkenntnis, dass man mit seiner Polymyalgia nicht allein in der Welt ist. Man lernt Leidensgenossen kennen, denen es womöglich sogar noch schlechter geht, was dazu führt, die Sichtweise auf die eigene Krankheit zu verändern und diese ein Stück weit aus dem Fokus zu rücken.

In der Regel dauert ein stationärer Aufenthalt zwischen 3 und 4 Wochen. Je nach Ausprägung und Schweregrad der Erkrankung kann eine Verlängerung erfolgen. Alle vier Jahre ist es möglich, eine erneute stationäre Rehabilitation zu beantragen. Wer nicht die Zeit, Anfahrt und den Aufwand für eine Kur auf sich nehmen kann oder möchte, hat die Möglichkeit, anstatt einer stationären Reha auch ambulante Therapiemöglichkeiten in Anspruch zu nehmen. Diese ist oftmals in speziellen Ambulanzen ortsansässiger Krankenhäuser möglich, aber auch in Physiotherapie- und Ergotherapiepraxen. Effektiver sind in den meisten Fällen sicherlich die stationären Aufenthalte, weil hier die Alltagspflichten ausgeschaltet werden und eine „Rundum-Betreuung" stattfindet anstatt einer 30-minütigen Therapie zweimal pro Woche. Allerdings hat die ambulante Variante den Vorteil, dass der Patient nicht aus seinem persönlichen Umfeld und Alltag herausgerissen wird.

Häufige Fragen

Wer ist besonders gefährdet, an Polymyalgia zu erkranken?

Das Erkrankungsrisiko steigt mit zunehmendem Alter, wobei Erkrankungen im Alter von unter 50 Jahren nicht vorkommen. Überwiegend tritt die Krankheit erstmalig bei Personen auf, die über 70 Jahre alt sind und dies deutlich häufiger bei Frauen als bei Männern.

Gibt es vorbeugende Maßnahmen?

Präventionsmaßnahmen, die verhindern, an Polymyalgia zu erkranken, sind bisweilen nicht bekannt. Somit können sich vorbeugende Maßnahmen derzeit lediglich auf die Vermeidung möglicher Nebenwirkungen beziehen, die bei einer bereits bestehenden Polymyalgia auftreten können. Insbesondere sind dies präventive Maßnahmen, die in Zusammenhang mit der Cortisonmedikation bestehen.

Was sind chronische Entzündungen?

Entzündungen plagen den Menschen in vielerlei Weise. Sie haben zahlreiche Gesichter, wie z. B. Polymyalgia, Morbus Crohn, Arthritis, Neurodermitis. Entzündungen lösen darüber hinaus Schmerzen aus, die von harmlos bis höllisch jede Farbe annehmen können. Das Immunsystem, das eigentlich eine Entzündung in den Griff bekommen sollte, ist hier gnadenlos überfordert und kann sich nicht mehr helfen. In der Regel bildet die Abwehreinheit des Immunsystems Antikörper, so dass wir bei einer erneuten Entzündung der gleichen Art, gegen die Krankheitserreger „immun" sind. Kann die Abwehreinheit aber hier keinen Antikörper finden oder bilden, weil schon bei der Analyse Schwierigkeiten bestehen, dann kann sich die Entzündung weiter ausbreiten und anhalten und wird zu einer chronischen Entzündung. Auch irrationale Reaktionen des Immunsystems, wie der Angriff von gesunden Zellen, sind möglich.

Wie gefährlich ist Polymyalgia?

Auch wenn die Polymyalgia selbst keine lebensgefährliche Erkrankung ist, kann sie folgenschwere Komplikationen auslösen und unter gewissen Umständen dann auch tödlich enden. Die größte Gefahr besteht, wenn es zur Bildung von Riesenzellen kommt und infolgedessen verengte Arterien entstehen. Durch die Verengung dieser wichtigen Blutgefäße ergibt sich eine Unterversorgung der jeweiligen Organe, mitunter kommt es sogar zu einem totalen Verschluss. Je nachdem, in welchem Körperbereich dieser stattfindet, entsteht hieraus ein Schlaganfall, Herzinfarkt oder eine Erblindung.

Gefährlich ist die Polymyalgia auch dann, wenn man eigenmächtig die vom Arzt vorgegebene Medikation verändert. Dies betrifft hauptsächlich das Cortison, das man nie auf eigene Faust absetzen sollte. Die Gefahr, dass hierdurch ein Schlaganfall ausgelöst wird, ist bei einem plötzlichen Absetzen des Cortisons unkalkulierbar und sollte unbedingt vermieden werden. Stattdessen muss die Dosierung grundsätzlich stufenweise reduziert werden.

Nicht zu unterschätzen ist außerdem eine Depression, die als eine Begleiterscheinung der Polymyalgia auftreten kann. Grundsätzlich werden Depressionen oftmals nicht immer als solche diagnostiziert, gerade auch, wenn ältere Menschen von ihnen betroffen sind. Dabei können Depressionen bei einer starken Ausprägung sehr beängstigende Ausmaße annehmen und sogar lebensbedrohlich werden. Im Allgemeinen werden Suizide in den meisten Fällen aufgrund von Depressionen begangen. Jedwede Andeutung, die in eine derartige Richtung geht, sollte von den Angehörigen unbedingt sehr ernst genommen werden.

Ist Polymyalgia vererbbar?

Es handelt sich bei der Polymyalgia nicht um eine Erbkrankheit im klassischen Sinne. Es wird vielmehr von einer *genetischen Disposition* ausgegangen, die die Entstehung der Polymyalgia lediglich begünstigt.

Gibt es naturheilkundliche Therapiemöglichkeiten?

Es gibt einige flankierende Maßnahmen wie beispielsweise die Hypnose, Hyperthermie und insbesondere die *orthomolekulare Medizin*, die die schulmedizinische Behandlung unterstützen können.

Mit welchen Maßnahmen kann man die morgendliche Verfassung verbessern?

Nach dem Aufwachen kann man den Körper mit sanften Übungen auf Trab bringen. Dies können leichte Bewegungsübungen im Bett sein, indem man auf dem Rücken liegend die Beine bewegt wie beim Fahrradfahren. Die Arme können abwechselnd auf- und abgeschwungen werden, und in sitzender Position werden die Schultern abwechselnd Richtung Kopf gezogen. Alles geschieht sehr gemächlich und in dem persönlich passenden Tempo. Wer lieber im Freien an der frischen Luft leichte Morgenbewegung erleben möchte, geht in langsamem Tempo einige Runden um das Haus oder dreht diese im Garten. Dabei werden die Arme durch sanftes Kreisen mit einbezogen.

Diese leichte morgendliche Aktivität verhilft dem Körper nicht nur zu einer Aufwärmung, sondern sie verbessert durch die Ausschüttung von Glückshormonen auch die Stimmungslage und lindert mögliche Depressionen. Man sollte bei der morgendlichen Aktivität auf seinen Körper hören und ihn nicht überfordern. Eine anschließende Dusche verhilft dem Körper dazu, seine normale Körpertemperatur zurückzuerlangen. Hierbei sollte man jedoch beachten, die Arme und Beine noch ein bisschen in Bewegung zu halten, damit die Steifheit in diesem Moment nicht zurückkehrt.

Ein anschließendes nährstoffreiches Frühstück, bestehend aus frischem Obst und Ballaststoffen in Kombination mit bestimmten Nahrungsergänzungsmitteln versorgt den Körper schließlich mit den wichtigsten Vitalstoffen und verhilft zu einem leichteren Start in den neuen Tag.

Was passiert mir, wenn ich keine Medikamente einnehme?

Da der Verlauf der Erkrankung sehr individuell ist, kann dies nicht pauschal beantwortet werden. Wenn man die verordneten Medikamente nicht verträgt oder man die möglichen Nebenwirkungen des Cortisons nicht in Kauf nehmen möchte, sollte man den behandelnden Arzt fragen, ob eventuell (vorübergehend) auf eine Medikamenteneinnahme verzichtet werden kann. Man sollte sich aber auch erklären lassen, welche möglichen Folgen eintreten können. Vielleicht kann das verordnete Medikament in einer niedrigeren Dosierung verabreicht werden.

Wie weiß ich, ob meine Polymyalgia einen schweren Verlauf nehmen wird?

Grundsätzlich lässt sich ein Verlauf der Polymyalgia nie voraussagen.

Sorgt Alkohol für einen besseren Schlaf?

Polymyalgia führt bei vielen Patienten zu einer starken Beeinträchtigung der Schlafqualität. In diesem Zusammenhang kommt immer auch die Frage auf, ob man mit Alkohol dieses Problem beseitigen kann. Leider ist dem nicht so, denn lediglich das Einschlafen wird hierdurch gefördert, nicht jedoch das Durchschlafen. Insgesamt gesehen führt Alkohol sogar zu einer deutlich schlechteren Schlafqualität, sodass man letztendlich tagsüber müde ist, obwohl man zeitmäßig eigentlich ausreichend geschlafen hat.

Der Arztbesuch – gute Vorbereitung ist fast alles

Patienten, bei denen sich die Polymyalgia schleichend entwickelt, sind insbesondere in der Anfangsphase häufig sehr unschlüssig, ob sie überhaupt einen Arzt aufsuchen sollen. Sie warten dann erst so lange, bis sich die Symptome derart verschlechtert haben, dass sie in ihrem Alltag schon beträchtlich eingeschränkt sind. Dabei gibt es bereits im Vorfeld genügend Warnhinweise, die man ernstnehmen sollte und die Anlass für einen Arztbesuch sind. Wenn etwa die Schmerzen oder die Steifheit neu sind, wenn diese Beschwerden zu einem gestörten Schlaf führen oder das morgendliche Aufstehen und Ankleiden zunehmend schwierig wird, sollte man mit einem Arztbesuch nicht länger warten.

Der erste Ansprechpartner ist dann in aller Regel der Hausarzt, der anhand verschiedener Diagnostikverfahren versuchen wird, die Ursache der Beschwerden herauszufinden. Sobald er den Verdacht auf eine Polymyalgia hat, wird er Sie in der Regel an einen Rheumatologen weiterleiten, da dieser auf entsprechend entzündliche Erkrankungen spezialisiert ist.

Sicherlich ist Ihnen aus eigener Erfahrung längst bekannt, dass die Zeit in Arztpraxen heutzutage äußerst knapp bemessen ist - für 5 Minuten „Behandlung" sitzt man zuvor nicht selten 2 Stunden lang im Wartezimmer. Umso wichtiger ist es, sich auf seinen Arzttermin gut vorzubereiten. Dies ermöglicht nicht nur eine gezieltere Diagnostik und richtige Einschätzung der vorliegenden Symptome, sondern man kann dadurch dazu beitragen, dass man möglichst alle Fragen, die einem aufgrund der Erkrankung im Kopf herumschwirren, beantwortet werden.

Es ist frustrierend, nach einem Arztbesuch mit zahlreichen unbeantworteten Fragen zurückzubleiben, weil man sie im Moment nicht präsent hatte.

Aus diesem Grund ist es auch sinnvoll, sich vorher einige Notizen zu machen, die man zum Arzttermin mitnimmt. In der Hektik und Aufregung ist sonst schnell die eine oder andere Frage vergessen. Setzen Sie auf Ihrer Liste Prioritäten und notieren Sie die wichtigsten Fragen an den Anfang, die weniger wichtigen ans Ende. So haben Sie eine gewisse Sicherheit, dass Sie zumindest die wichtigsten Fragen beantwortet bekommen. Je besser Sie Ihre Liste vor Ihrem Arztbesuch vorbereiten, umso zufriedenstellender wird er für Sie verlaufen.

Um all die neuen Informationen besser aufnehmen zu können, ist es eine gute Idee, eine Begleitperson wie den Partner oder besten Freund mitzunehmen. Das gilt nicht nur für den Ersttermin, sondern auch für die nachfolgenden.

Wenn Ihnen etwas unverständlich ist, fragen Sie nach. Es ist nachvollziehbar, dass man als medizinischer Laie nicht alle Erklärungen des Arztes verstehen kann, besonders wenn er viele Begriffe des medizinischen Fachjargons verwendet. Was hilft es Ihnen, wenn Sie zwar höflich sein möchten, indem Sie sich zurücknehmen, nicht lästig sein möchten und alles nur abnicken, was der Arzt Ihnen mitteilt, wenn Sie die Hälfte davon gar nicht verstehen, der Arzt dies aber gar nicht bemerkt?

Vorbereitung für Ihren Arztbesuch:

- Fragen Sie die Arzthelferin bei der Terminvereinbarung, ob Sie Vorbereitungen treffen sollen. Ist es nötig, nüchtern in die Praxis zu kommen, sollen bestimmte Medikamente kurzfristig nicht eingenommen werden?

- Wenn Sie bereits aufgrund anderer Erkrankungen regelmäßig Medikamente und Nahrungsergänzungsmittel einnehmen, bringen Sie diese mit zum Arzttermin. Besonders wichtig sind hier die Beipackzettel, um feststellen zu können, ob die vorliegenden Symptome womöglich auf unerwünschte Nebenwirkungen zurückzuführen sind.

- Schreiben Sie auf, wie Sie Ihre Symptome empfinden, weil dies für den Arzt eine wertvolle Hilfestellung für die Diagnostik ist. Wo genau sind die Schmerzen lokalisiert? Wie ist Ihre Schlafqualität, wachen Sie durch Schmerzen auf? Welche Körperbereiche sind besonders von Schmerzen und Steifigkeit betroffen?

- Welche sonstigen Symptome liegen vor, die der behandelnde Arzt noch nicht weiß, aber die relevant sein könnten? Sind Sie seit einiger Zeit depressiv, haben Sie ungewollt Gewicht abgenommen, sind Sie oftmals unerklärlich müde?

- Besteht eine andere Erkrankung, die mit Medikamenten oder anderen Therapien behandelt wird? Wie kann diese Behandlung mit der nun angezeigten Therapie vereinbart werden?

- Wenn Sie das Gefühl haben, Ihr Arzt hat mit diesem Symptombild nicht viel Erfahrung, bitten Sie ihn freundlich um eine Empfehlung, welchen Kollegen Sie kontaktieren können.

Auch der Arzt wird einige Fragen an Sie richten wie z. B.:

- Haben Sie bereits einen anderen Arzt aufgesucht und was hat dieser bisher herausgefunden? Welche Untersuchungen sind dort erfolgt, welche Befunde liegen vor? Gibt es Laborergebnisse oder Röntgenaufnahmen?

- Welche Symptome stehen im Vordergrund und seit wann haben Sie diese?

- Haben Sie selbst einen Verdacht, was die Symptome auslösen könnte? Gab es einen bestimmten Auslöser, hatten Sie zuvor eine Grippe oder gibt es sonstige relevante Vorkommnisse in Ihrer Krankengeschichte? Gibt es eine medizinische Vorgeschichte, die in Zusammenhang mit den derzeitigen Symptomen stehen könnte?

- Sind die Schmerzen und Steifigkeit dauerhaft oder treten sie nur phasenweise auf? Gibt es bestimmte Tages- oder Nachtzeiten, in denen sich die Symptome verschlechtern?

- Wo würden Sie auf einer Skala von 1 bis 10 Ihre Schmerzen einordnen?

- Schränken Sie die Symptome in Ihrem Alltag ein? Vermeiden Sie bestimmte Aktivitäten aufgrund der Symptome?

- Wie lange dauert die Steifigkeit an – ist sie nur direkt nach dem Aufwachen präsent oder auch nach einer längeren inaktiven Zeit, z. B. nach längerem Sitzen?

- Hat sich ihr Sehvermögen verändert, gibt es Beeinträchtigungen des Gesichtsfeldes, und was ist mit Kopfschmerzen?

Ihr Arzt – nicht nur wichtig für die Diagnose

Ein Arzt ist nicht nur für die Diagnose einer Erkrankung zuständig, sondern gerade bei einer langfristig verlaufenden Krankheit ein wichtiger Begleiter. Ihr bester Arzt sind allerdings Sie selbst. Sie und niemand anderes spüren und erleben Ihren Körper täglich 24 Stunden lang mit all seinen Tücken, Schmerzen und Bewegungseinschränkungen. Ihr behandelnder Arzt hingegen kann immer nur Momentaufnahmen für seine Einschätzungen heranziehen, was nicht immer ausreicht, um ein vollumfängliches Bild über die Krankheitssituation zu erstellen. Je besser Sie Ihren Körper beobachten, je mehr Sie feststellen, welche Bewegungsabläufe für eine Schmerzlinderung sorgen und wie Ihr Körper auf die jeweiligen Medikamente reagiert, umso detailliertere Rückmeldungen können Sie Ihrem Arzt geben. Diese Schilderungen ermöglichen ihm, wesentlich besser auf Ihre persönlichen Bedürfnisse einzugehen und eine individuell für Sie erstellte Therapiemaßnahme zu erstellen.

Wenn Sie neue Therapien verordnet bekommen, ist eine sorgfältige Beobachtung Ihres Körpers und den Symptomen besonders wichtig. Dies hilft sehr dabei, herauszufinden, welche dieser neuen Maßnahmen tatsächlich helfen und an welchem Punkt weitere Korrekturen erforderlich sind. Eine gut geführte Kommunikation und regelmäßiger Informationsaustausch zwischen Ihnen und Ihrem Arzt sind eine ganz wesentliche Grundlage dafür, wie erfolgreich der Genesungsprozess verlaufen wird. Im Idealfall ist Ihr behandelnder Arzt ein zuverlässiger Partner, mit dem sie wie in einem Team zusammenarbeiten und sich austauschen. Dabei hat auch gegenseitiges Fordern einen angebrachten Raum. Der Arzt fordert die Mitarbeit des Patienten, und der Patient fordert seinen Arzt. Denn heutzutage muss ein Patient nicht mehr ausschließlich als ein Behandlungsempfänger auftreten, sondern kann auf einer gleichberechtigten Ebene auch seine Wünsche platzieren. Dies betrifft insbesondere bestimmte Behandlungswünsche, die zwar aufgrund der unerfreulichen Einschränkungen unseres Gesundheitssystems inzwischen extrem begrenzt sind, aber die dennoch gewisse individuelle Spielräume zulassen.

Weiterführende Literatur

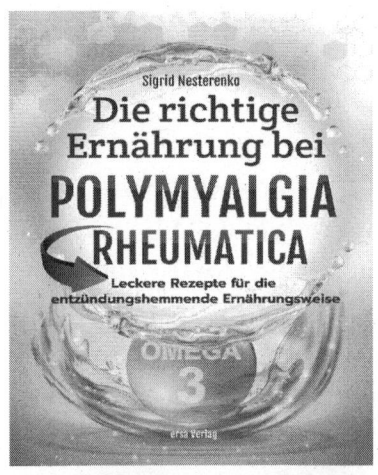

Die richtige Ernährung bei Polymyalgia Rheumatica
Rezepte zur entzündungshemmenden Ernährungsweise
Sigrid Nesterenko, 2.Auflage 2021
Taschenbuch, 164 Seiten
ISBN 978-3-944523-03-3

erhältlich auf ersaverlag.de oder im Buchhandel

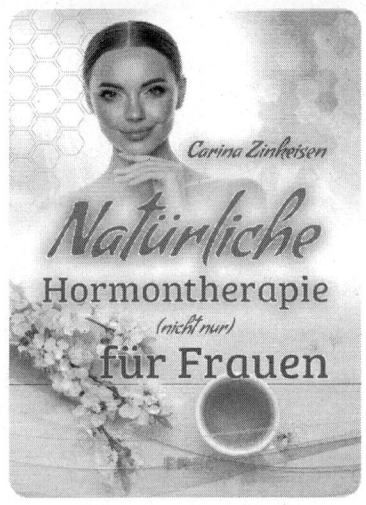

Natürliche Hormontherapie (nicht nur) für Frauen
Wie Sie Hormone natürlich regulieren und Ihre Gesundheit wieder ins Gleichgewicht bringen
Carina Zinkeisen, 1. Auflage 2022
Taschenbuch, 155 Seiten
ISBN 978-3-948732-13-4

erhältlich auf ersaverlag.de oder im Buchhandel

Hinweise für die Leser

Alle Angaben in diesem Buch wurden nach bestem Wissen und mit größter Sorgfalt erstellt. Die Angaben und Empfehlungen erfolgen ohne Verpflichtung oder Garantie der Autorin. Sie und der Verlag übernehmen keine Verantwortung und Haftung für Personen-, Sach- und Vermögensschäden aus der Anwendung der hier erteilten Ratschläge. Dieses Buch hat nicht die Absicht und erweckt nicht den Anspruch, eine ärztliche Behandlung zu ersetzen. Ausdrücklich wird empfohlen, eine medizinische Diagnose vom Therapeuten einzuholen und eine entsprechende Therapiebegleitung durchzuführen. Einige der vorgestellten Maßnahmen weichen von der gängigen medizinischen Lehrmeinung ab und resultieren aus der Erfahrungsheilkunde.

Es wird ausdrücklich darauf hingewiesen, dass mit diesem Buch keine erfüllbaren Hoffnungen erweckt werden, die eventuelle Heilerfolge erwarten lassen können. Die Verwertung der Texte und Bilder, auch auszugsweise, ist nur mit Zustimmung des Verlags und der Autorin erlaubt. Dies gilt auch für Vervielfältigungen, Übersetzungen, Mikroverfilmungen und für die Verarbeitung mit elektronischen Systemen. Die in diesem Buch zusammengestellten Adressen erheben keinen Anspruch auf Vollständigkeit. Sie wurden nach bestem Wissen und Gewissen erstellt. Die Angaben gelten vorbehaltlich jeglicher Änderungen.